VORWORTE

Neurodermitis und Psoriasis: Mehr Lebensqualität und nicht selten auch – Heilung

Dieses Buch soll Hoffnung geben. All jenen, die an Neurodermitis oder Psoriasis leiden und bisher nicht den richtigen Weg gefunden haben, um die Krankheit in den Griff zu bekommen. Rund 5 Millionen Menschen in allen Altersklassen leiden darunter. Man schätzt, daß rund 17 Millionen die Veranlagung dafür haben. Das Risiko ist eine Mischung aus Vererbung, Umweltbelastungen, falscher Ernährung und falschem Lebensstil. Und genau das macht es so mühsam und so schwer, dagegen vorzugehen. Und es werden dabei oft auch Fehler gemacht.

Und darum ist es so erfreulich, daß eine Ärztin all ihre Erfahrungen und bisherigen Erfolge auf diesem Gebiet gesammelt und daraus dieses Buch geschrieben hat: Dr. Petra Bracht. Sie ist die Begründerin eines umfassenden Therapie-Konzeptes, das den Namen *BioTUNING* trägt. Ein Konzept, das die Erkenntnisse der Schulmedizin und der Naturheilkunde als Grundlage hat. Dr. Petra Brachts Philosophie lässt sich auf den Punkt bringen: Wenn die Haut des Menschen krank ist, dann muß der Ansatz einer Therapie in erster Linie von innen her kommen. Man kann Hautprobleme wie Neurodermitis nicht nur von außen lösen.

So ist auch der seelische Aspekt enorm wichtig. Kinder wie Erwachsene brauchen Beachtung und Liebe. Und Vertrauen. Dieses Vertrauen baut Dr. Petra Bracht zum Start der Behandlung auf. Mit ausführlichen Gesprächen, bei denen eine zwischenmenschliche Beziehung zwischen Arzt und Patient geschaffen wird. Das ist ein ganz wichtiges Element im Rahmen ihres medizinischen Betreuungskonzeptes.

Danach folgen labordiagnostische Untersuchungen: Es muß im Blut festgestellt werden, welche Mikronährstoffe im Organismus zur Verfügung stehen, welche fehlen oder in zu geringem Maße vorhanden sind. Dies ist auch das Thema, an dem sich die Arbeit von Petra Bracht und Norbert Fuchs berührt und sinnvoll ergänzt.

Norbert Fuchs, ein Pharmazeut, der sich nachdem er sein Fach studiert hatte, zu Anwendungen seines biochemischen Wissens, bei in der Natur vorkommenden Wirkstoffen, entschloss. Er fand in jahrelanger Forschungsarbeit heraus, welche Mikronährstoffe bei an Neurodermitis Erkrankten fehlen. Er konzentrierte sich auf diesen Teil des krankhaften Geschehens bei Neurodermitis und Schuppenflechte und entwickelte im nächsten Schritt einen Nährstoffkomplex, der aus Vitaminen, Mineralien, Spurenelementen, Pflanzenstoffen und Stutenmilchwirkstoffen besteht und den bestehenden Mangelzustand in Balance bringt, heil macht.

Über den Mikronährstoffstatus hinaus, lässt Petra Bracht weitere wichtige Zustandsdaten wie beispielsweise den Grad der Gewebeübersäuerung, Nahrungsmittelunverträglichkeiten oder das Darmmilieu im Labor untersuchen.
Erst dann wird der „Therapiefahrplan" für den Patienten zusammengestellt. Dazu gehören nach konsequenten Entgiftungsmaßnahmen unter anderem so wichtige Bausteine wie eine auf die persönlichen Bedürfnisse maßgeschneiderte Ernährung, Darmsanierung, der Aufbau einer gesunden Darmflora und orthomolekulare Anwendungen.
Aber auch die psychischen Faktoren und den Stoffwechsel fördernde Bewegungsmaßnahmen spielen eine bedeutende Rolle. Wie auch sonst könnte man eine ganzheitliche, auf allen Seinsebenen des Menschen ausgerichtet Wirkung erzielen!

Dr. Petra Bracht: Über 20 Jahre Erfahrung in der Behandlung von Neurodermitis und Psoriasis. Bei Erwachsenen und Kindern. Das ist eine große Vertrauensbasis. Vor allem, wenn man - so wie ich - weiß, wie vielen Menschen Dr. Petra Bracht auch auf anderen Gebieten geholfen hat. Weil sie sich mit jedem Menschen, der zu ihr kommt, intensiv befaßt. Und weil sie für jeden ein persönliches Gesamt-Konzept aufstellt. Das ist das Besondere und Wertvolle am Bio-Tuning.
Und genau deshalb haben damit schon viele Menschen ihre Krankheit und ihre Lebensqualität entscheidend verbessern können. Genau deshalb gibt es aber auch nachweislich immer wieder Heilungen auf diesem Gebiet.
Lesen Sie dieses Buch von Dr. Petra Bracht. Sie werden staunen, was sie alles zu erzählen hat, welche Zusammenhänge man im menschlichen Körper kennen und beachten muß, wenn man das Problem Neurodermitis lösen möchte. Und ich kenne viele, die es mit Hilfe der Autorin gelöst haben.

In diesem Sinne wünsche ich Ihnen viel Freude bei der interessanten Lektüre. Sie werden dabei einen wunderbaren Einblick bekommen, wie die Medizin der Zukunft aussehen könnte: Ärzte und Therapeuten mit ganzheitlichem Ansatz, die unvoreingenommen aus den Erkenntnissen der Naturheilkunde und der Schulmedizin sowie völlig neuen Methoden der modernen Wissenschaft mit uns gemeinsam Krankheiten analysieren, erkennen und erfolgreich behandeln.

Im November 2004
Prof. Hademar Bankhofer

Was eine Krankheit ist, weiß man seit den Traumzeiten der Menschheit. Überall erzählen die Mythen der Völker Vergleichbares, nämlich dass der Mensch als Teil aus einem Ganzen herausgefallen ist. Kommunikation sei gestört, Gleichgewicht sei verloren, die Harmonie, in der alle mit allen stimmig sind, zerstört. Im christlichen Kontext redet man davon, dass der kranke Mensch sich als abgesondert, als abge-SÜNDE-rt erlebt. Ihn also heilen zu helfen, heißt ihm beizustehen.

Was fehlt Ihnen, fragt der Arzt und muss bereit sein, in den verschiedenen Wirklichkeiten und Erfahrungsebenen des Patienten suchen zu helfen. Ich habe die Erfahrung gemacht, dass familiäre Hintergründe und Verpflechtungen mit all ihren Auswirkungen auf die verschiedenen Seinsebenen des Menschen bei Krankheiten eine fundamentale Rolle spielen können. Gerade bei Neurodermitis kann die systemische Familienaufstellung, eine spezielle Art der Familientherapie, deswegen eine große Hilfestellung bei der Heilung bieten.

Was aber immer richtig ist, wenn man als Arzt und Heiler bei dem anfängt, was vor Augen ist. Und das ist der Leib eines Menschen. Der Körper ist schließlich der letzte sichtbare Engel und Bote davon, was einem auf dieser Welt bekommt und was nicht, was also gut und was böse ist. Auch Jesus von Nazareth, der große Heiler, beginnt hier. Er lehrt, erst einmal den Körper durch Beten und Fasten zu reinigen. In dieser Tradition sehe ich die Arbeit von Dr. Petra Bracht mit ihren Patienten. Da ist Zuwendung, die Suche nach dem was bekommt und nicht bekommt und Reinigung von Körper, Geist und Seele. Und: Petra Bracht ist ständig auf der Suche nach neuen Lösungsansätzen. Wenn sie von einem neuen Baustein eines Therapiekonzeptes überzeugt ist, dann setzt sie diesen verantwortungsbewusst ein. Und ihre Patienten profitieren davon. Von da her erkläre ich mir auch ihre außerordentlichen Erfolge.

Jürgen Fliege, evangelischer Pfarrer und Moderator der ARD Erfolgssendung FLIEGE

FÜR SIE GANZ PERSÖNLICH

Das Ihnen nun vorliegende Buch ist nach "Leichter leben" das zweite, das in der BioTUNING Reihe erscheint. Als Ärztin sehe ich in Wissensvermittlung und Aufklärung über Bücher und Medien eine sinnvolle und notwendige Ergänzung zur Arbeit mit Patienten in meiner Praxis.

Ich sehe meine Hauptaufgabe darin, Menschen, die gar nicht erst krank werden wollen oder Menschen die krank geworden sind, Hilfestellung zu geben. Ich möchte Wegbegleiterin sein, so lange ich gebraucht werde. So lange bis die Menschen gelernt haben, wieder Verantwortung für sich selbst und ihren Körper zu übernehmen. Wir brauchen keine „Halbgötter in Weiß", die eine unverständliche Sprache sprechen. Wir brauchen Spezialisten, die ihr Spezialwissen anderen zur Verfügung stellen. Damit sie möglichst auf keine Hilfe mehr von außen angewiesen sind. So wie ein Fremdsprachenlehrer seinen Schülern eine neue Sprache beibringt. Er erklärt, gibt Anleitung, was die Schüler lernen sollten, löst anfängliche Probleme, um das Nachmachen zu erleichtern. Bis die Schüler mehr und mehr dazu in der Lage sind, die anfallenden Aufgaben selbst zu bewerkstelligen.

Das setzt allerdings bei Ihnen als Patienten die Bereitschaft voraus, auch selbst etwas zum Erreichen des Ziels Gesundheit beizutragen. Die heute verbreitete Medizin konnte sich nur deswegen so entwickeln, weil es Patienten gab, die Verantwortung abgeben wollten, die konsumieren wollten ohne selbst – außer vielleicht den Beiträgen zur Krankenversicherung - etwas beizutragen. Natürlich ist es verlockend: Ich bin krank, gehe zum Arzt, und der macht mich wieder gesund. Aber abgesehen davon, dass man sich dadurch immer mehr von sich selbst entfernt, die Verantwortung für das eigene körperliche, geistige und seelische Wohlergehen delegiert, funktioniert es auch nicht. Das zeigt sich darin, dass es den Kassen immer schwerer fällt, für all die entstehenden Kosten aufzukommen und gleichzeitig bestimmte Krankheitsbilder, zu denen auch Neurodermitis gehört, immer weiter zunehmen.

Die Lösung ist einfach und gleichzeitig schwer. Einfach deswegen, weil viele der heute verbreiteten Krankheitsbilder wie Krebs, Herz-Kreislauferkrankungen, Allergien in allen Erscheinungsformen, Schmerzzustände, defekte Wirbelsäulen und Gelenke nichts anderes sind, als das Resultat jahre- oder jahrzehntelanger Fehler in der Lebensführung. Diese Fehler werden natürlich nicht absichtlich gemacht. Nicht hinterfragte Traditionen sind hier ebenso verantworlich wie fehlende Aufklärung und Werbung, die nur monetäre Interessen vertritt. Nur ist das leider oft nicht leicht nachzuvollziehen: Was genau sind denn jetzt die Faktoren, die mich krank machen? Was hält mich gesund? Der Mensch in seinen über Jahrmillionen von der Natur ausgeklügelten Funktionen verkraftet über Jahre hinweg so viel Ungünstiges, Falsches, Giftiges, dass man direkte Auswirkungen der Selbstmisshandlung nur selten wahrnehmen kann. Ich sage meinen Patienten immer: Stellen Sie sich vor, jeder, der eine Zigarette raucht, würde für einige Minuten in tiefe Bewusstlosigkeit verfallen. Glauben Sie im Ernst, es würde noch jemand rauchen?

Das Wichtigste ist also aufzuklären. Nicht umsonst heißt es: Wissen ist Macht. Wissen über all die grundlegenden Zusammenhänge, wie wir Menschen funktionieren, wie im Grundlagenbuch "Leichter leben" beschrieben, gibt die Möglichkeit, den Zustand seiner Gesundheit beeinflussen zu können.
Eigentlich sollte dieses Wissen schon in der Schule vermittelt werden. Gibt es etwas Wichtigeres zu lernen in diesem Leben? Die Gesundheit des Körpers, den wir in diesem Leben „bewohnen" ist die Basis, ohne die wir hier nicht handlungsfähig sind. Grund genug also, aktiv zu werden und das erworbene Wissen umzusetzen. Ich helfe Ihnen dabei, indem ich altes und moder-

nes Wissen, das sich in meiner langjährigen Arbeit mit meinen Patienten bewährt hat, in einer verständlichen Sprache aufbereite und in der BioTUNING-Reihe zur Verfügung stelle. "Leichter leben" und "Essen Sie Ihre Haut gesund" sind hierbei erst der Anfang.

Bad Homburg, 3.11.2004
Ihre Petra Bracht

PS: Tipps für hautschonende Salben, Reinigungslotionen oder Haarwaschmittel werden Sie in diesem Buch vergeblich suchen. All diese Hilfsmittel stellen keine Lösung dar und dienen höchstens zur Überbrückung der Zeit bis zu Ihrer Gesundung. Empfehlungen für solche Mittel zur äußeren Anwendung können Sie in vielen anderen Neurodermitis-Büchern nachlesen oder einfach in Ihrer Apotheke erfragen. In diesem Buch geht es ausschließlich um die Beseitigung der Krankheit an ihren Ursachen.

ESSEN SIE IHRE HAUT GESUND!
INHALT

DR. MED. PETRA BRACHT

TEIL 1
16 Was Sie über Neurodermitis und die verwandten Erkrankungen wissen sollten

18 ▸ Die aktuelle Situation

20 ▸ Neurodermitis: Familienmitglied im allergischen Formenkreis

22 ▸ Der übliche Krankheitsverlauf

TEIL 2
24 Die herkömmlichen Behandlungskonzepte

26 ▸ Das schulmedizinische Konzept ergibt sich aus der herrschenden Meinung

29 ▸ Vor- und Nachteile alternativer Einzelkonzepte

TEIL 3
32 Das BioTUNING-Konzept für Neurodermitis

34 ▸ Wir brauchen eine bessere Medizin

34 ▸ *Theorie für den Titel? Praxis für den Patienten!*
35 ▸ *Physikalischen Photonenemission für biologische Gesundheit*
36 ▸ *Herkömmliches, altes und neuestes Wissen zum Wohle der Patienten*

38 ▸ Was sind Krankheiten und Symptome eigentlich?

38 ▸ *Die sogenannte Krankheit ist meist das Symptom*
39 ▸ *Symptome sind die Sprache des Körpers*
40 ▸ *Der lebenslange Weg zur Gesundheit*

42 ▸ So funktioniert unser Körper, so entstehen Krankheiten

42 ▸ *Gesundheit ist ganz einfach: 3 Vorgänge und 2 Voraussetzungen*
43 ▸ *Megalopolis, die Körperstadt*
45 ▸ *Gut organisiert lebt Megalopolis ewig*
45 ▸ *Was bedroht das blühende Megalopolis?*
46 ▸ *Wir Menschen, lebende Megalopolis-Systeme*
47 ▸ *Die Sache mit den Feinden von Außen*

49 ▸ So funktioniert unsere Haut

50 ▸ *So funktionieren die Immunzellen*

TEIL 4

52 Die BioTUNING-Therapie für Neurodermitis

54 ▸ Die Bestandsaufnahme Ihrer persönlichen Situation

54 ▸ *Information ist alles und benötigt Zeit – die Anamnese*

56 ▸ *Mikronährstoffstatus – was Sie haben und was Ihnen fehlt*

57 ▸ *Das, was den Darm verlässt gibt Aufschluss über sein Innenleben*

59 ▸ *Übersäuerung: Fehlende Basen sind die Basis vieler Krankheiten*

60 ▸ *Nahrungsmittelunverträglichkeiten: Nahrung als Heilmittel*

63 ▸ *Oxidativer Stress : So rosten wir innerlich*

64 ▸ *Glutathion: Der Kapitän, der die Gesundheit aller Zellen steuert*

65 ▸ *Homocystein: So wichtig, aber wenig beachtet*

66 ▸ *Das gängige Blutbild: Hilft uns hier nicht weiter*

67 ▸ Diese Bausteine führen Sie aus Ihrer Krankheit

67 ▸ *Jede ganzheitliche Therapie berührt 3 Ebenen*

68 ▸ *Es geht immer um Aufnahme, Verstoffwechslung und Ausscheidung*

69 ▸ *Das Ziel: Gesunde Haut*

71 ▸ *Colon-Hydro-Therapie: Das große Aufräumen - aller Abfall muss raus*

73 ▸ So besinnen Sie Ihre Haut gesund

73 ▸ *Fühlen Sie sich wohl in Ihrer Haut?*

74 ▸ *Das kann Ihnen helfen, Ihre Situation einzuschätzen*

75 ▸ *Entspannte Psyche - entspannter Körper*

77 ▸ So essen Sie Ihre Haut gesund

77 ▸ *Vertrauen Sie Ihrem Körper: Das mag ich nicht*

78 ▸ *Macht Milch wirklich gesund?*

79 ▸ *Fisch und Fleisch – die Dosis bestimmt das Gift*

80 ▸ *Bitte genau hinschauen: Belastungen aus Umwelt und Lebensführung*

81 ▸ *Damit alles gut läuft: Reines Wasser – die Basismedizin*

83 ▸ *Mikronährstoffe: Anwesenheit dringend erwünscht*

85 ▸ *Da entspannt die Haut: Seien Sie nicht sauer*

86 ▸ *Bitte auffüllen: Glutathion, der ganz spezielle Stoff*

87 ▸ *Richtig schwingen: Homöopathie – gesund durch Information*

90 ▸ *Darmbakterien: Hilfreiche Nachbarn – ohne sie geht nichts*

91 ▸ *Natürlich heilen: Sonnenlicht für die gesunde Haut*

92 ▸ So bewegen Sie Ihre Haut gesund

92 ▸ *Äußere Bewegung bewegt die Körperflüssigkeiten*

94 ▸ *Muskeln bewegen Knochen, Knochen bewegen Ionen*

94 ▸ *WingTsun-ChiKung: Hochwertige Bewegung für beste Energie*

96 ▸ *Der Chi-Trainer: Energie durch Bewegung beim Ausruhen*

98 ▸ So heilen Sie sich von Neurodermitis

98 ▸ *Den ersten, wichtigsten Schritt haben Sie bereits getan!*

99 ▸ *72 Stunden um zu entscheiden und zu handeln*

100 ▸ *Entscheidung Nr. 2: Das Gefühl für Ihren ganz persönlichen Weg*

101 ▸ *Entscheidung Nr. 3: Mit oder ohne therapeutische Begleitung?*

101 ▸ *So finde ich den passenden Therapeuten*

102 ▸ *Handlung Nr. 2: Ein Gespräch mit dem Therapeuten Ihrer Wahl führen*

102 ▸ *Das Problem mit der Kostenerstattung*

103 ▸ *Sie therapieren sich selbst*

103 ▸ *Handlung Nr. 3: Die Umsetzung des Plans*

NORBERT FUCHS

106 ▸ **Petra Bracht trifft Norbert Fuchs**

108 ▸ **Die Entstehungsgeschichte des Neurodermitis-Wirkstoffkomplexes**

108 ▸ *Die Bestimmung*
110 ▸ *Die Entwicklung*
111 ▸ *Die großtechnische Umsetzung*
111 ▸ *Stutenmilch als Heilmittel*
113 ▸ *Persönliche Erfahrungen*
113 ▸ *Ernährungsbedingte Erkrankungen verlangen nach ernährungsmedizinischen Lösungen*
114 ▸ *Die biologischen Werkzeuge der Hautzelle*
115 ▸ *Die biologischen Baustoffe der Haut*
116 ▸ *Biologische Reinigungsstoffe für die Haut*
118 ▸ *Biologische Feuerlöscher für die Haut*
120 ▸ *Die Konzeption des Equiderm-Cocktails*
121 ▸ *Die klinische Anwendungsbeobachtung*

WALTER OHLER

126 ▸ **Petra Bracht trifft Walter Ohler**

127 ▸ **So geschehen: Neurodermitis-Erfolgsgeschichten**

127 ▸ *Neurodermitis machte Mutter von fünf Kindern lebensuntauglich*
129 ▸ *Teenager wollte nicht mehr zur Schule*
131 ▸ *Neurodermitis von Geburt an – ein langer Leidensweg*

132 ▸ **So geschehen: Psoriasis-Erfolgsgeschichten**

132 ▸ *Das Ende eines Versteckspielens oder die Zusammenhänge von Körper, Seele und Krankheit*
134 ▸ *Psoriasis vulgaris – Ganzheitlich geheilt*
136 ▸ *Psoriasis geheilt – Schulmediziner vertraute einer unkonventionellen Therapie*

138 ▸ **Bilder des Geschehens**

140 ▸ **Weitere Informationsquellen**

142 ▸ **Buchtipp**

143 ▸ **Die Autoren**

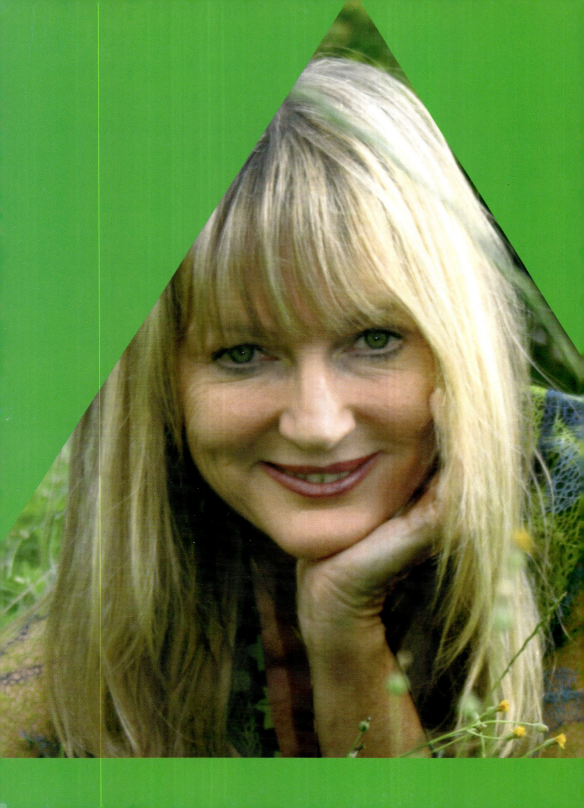

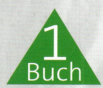
Buch 1

DR. MED. PETRA BRACHT ESSEN SIE IHRE HAUT GESUND: DER GANZHEIT-LICHE WEG

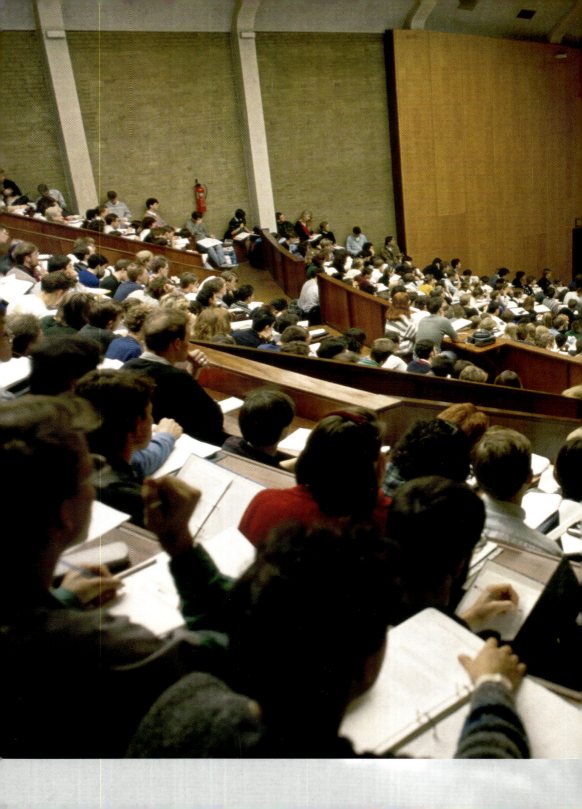

Essen sie Ihre Haut gesund: Der ganzheitliche Weg   17

WAS SIE ÜBER NEURODERMITIS UND DIE VERWANDTEN ERKRANKUNGEN WISSEN SOLLTEN

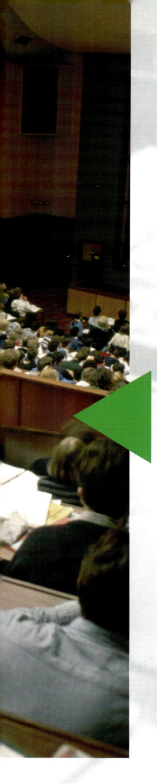

Gegen eine Krankheit wehrt man sich am besten, indem man sie zunächst kennenlernt.

DIE AKTUELLE SITUATION

Neurodermitis und Psoriasis entwickeln sich immer mehr zu Volkskrankheiten. Und dies im doppelten Sinne: Immer größere Anteile der Bevölkerung sind betroffen. Und immer mehr Betroffene fühlen sich einer Bevölkerungsgruppe zwangszugehörig, deren unabänderliches Schicksal zu sein scheint, diese Krankheit erleiden zu müssen.

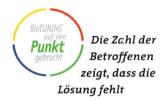

Die Zahl der Betroffenen zeigt, dass die Lösung fehlt

Allein in Deutschland leiden heute ungefähr zweieinhalb Millionen Menschen an Neurodermitis und Schuppenflechte. Von Jahr zu Jahr nimmt die Anzahl der Erkrankten zu. Allein das ist schon der Beweis dafür, dass die heute angewendeten Therapiemaßnahmen nicht greifen. Besonders alarmierend dabei ist, dass immer mehr Kinder, ja sogar Säuglinge von dieser Krankheit betroffen sind. Kaum, daß sie auf der Welt sind, beginnen schon nach einigen Tagen – oft als sogenannter Milchschorf – die Hautreaktionen.

Anschließend manifestiert sich die Krankheit an bestimmten Stellen wie Gesicht, Armbeugen, Kniekehlen oder Handrücken. Je nach Ausprägung und der Größe der befallenen Hautstellen besteht das Leben dieser Menschen zum Großteil daraus, gegen dieses Leiden anzugehen oder es letzten Endes zu ertragen.

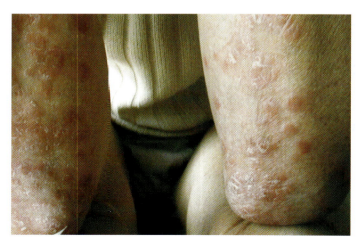

Es scheint keine Hoffnung zu geben, denn da Neurodermitis familiär gehäuft auftritt, also genetische Dispositionen bestehen, lassen sich die Betroffenen leicht in die Irre führen: „Das ist unser Schicksal, da kann man nichts tun." Vor

Die aktuelle Situation

allem wenn die Eltern selbst betroffen sind und die ganze Familie leidet, scheint das Schicksal besiegelt. Das stützt die herkömmliche Meinung, dass Neurodermitis und Psoriasis nicht heilbar sind.

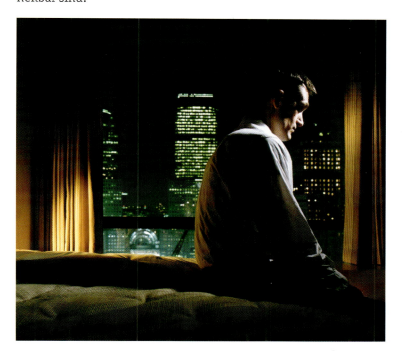

Doch als wäre es noch nicht schlimm genug, geht das Leiden über den quälenden Juckreiz und die chronisch trockene und spröde Haut, die zu Entzündungen neigt, weit hinaus: Die ausgeprägten Ausschläge, oft geröteten, schuppenden und teilweise nässenden Hautveränderungen führen dazu, dass die Betroffenen Kontakt mit anderen mehr und mehr abbrechen, sich zurückziehen und isolieren. Der Kontakt von gesunden Mitmenschen, die mit dem Aussehen der Haut der Betroffenen Probleme haben oder sich sogar vor Ansteckung fürchten, wird vermieden.

NEURODERMITIS: FAMILIENMITGLIED IM ALLERGISCHEN FORMENKREIS

Neurodermitis und Psoriasis sowie einige andere Krankheitsbilder bilden ein Problem ab, das an der Grenze zwischen dem Körper und der Umwelt entsteht. Deswegen ist es so wichtig, die psychische Situation der Betroffenen zu beachten.

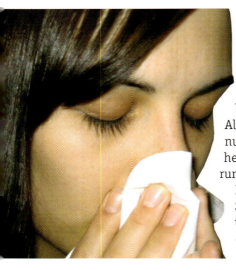

Die Neurodermitis und Psoriasis gehören zum sogenannten Formenkreis der allergischen Krankheitsbilder. Diesen Krankheitsbildern ist eines gemeinsam: Alle finden an Kontaktstellen zwischen den Menschen und ihrer Außenwelt statt.

Bei Neurodermitis und Psoriasis, die die Haut befallen, kann man das klar erkennen. Bei dem Begriff der Allergie, der ja eigentlich eine übergeordnete Bezeichnung ist, wird es schon schwieriger. Die meisten verstehen unter einer Allergie eine Extremreaktion auf ein Nahrungsmittel, einen Wespenstich oder ein Antibiotikum. Das heißt, die Auslöser kommen mit dem Mund, der Speiseröhre oder später dem Verdauungstrakt in Kontakt. Das Innere des Verdauungstraktes ist eigentlich die Fortsetzung der nach innen gestülpten Haut, die sich wie eine Röhre durch den Körper zieht.

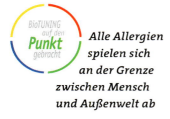

Alle Allergien spielen sich an der Grenze zwischen Mensch und Außenwelt ab

Der Heuschnupfen wird durch eingeatmete Pollen, Samen, Tierhaare oder Ähnliches ausgelöst. Oder dadurch, dass diese Teilchen in die Augen gelangen. Nase, Rachen und die Luftröhre sowie die Augen gehören ebenfalls zur Außenwelt. Asthma bronchiale findet auch auf den Kontaktstellen zwischen dem Körper und der Außenwelt, in diesem Fall in den Bronchien statt. Nahrungsmittelunverträglichkeiten, die die unterschiedlichsten Symptome hervorrufen können, betreffen den Verdauungstrakt. Colitis ulcerosa und Morbus Crohn sind zwei Krankheitsbilder die den Dickdarm beziehungsweise den gesamten Verdauungstrakt betreffen können.

Auch hier haben wir es wieder mit der Verdauungsröhre durch den Körper zu tun. Alle diese Krankheitsbilder gehören zu den sogenannte atopischen Erkrankungen.
Allen ist gemeinsam, dass zu Beginn das Immunsystem überschießt, powert, dann irgendwann müde wird und sich an die Situation gewöhnt oder sich damit abfindet.

Die Neurodermitis weist ein altersabhängig unterschiedliches Muster des Befalls auf. Vielfach beginnt sie im Kindes- und Jugendalter. Bricht sie in der frühen Kindheit aus, verliert sie sich mit dem Einsetzen der Pubertät häufig von selbst. Das könnte ein Anlass sein, über die naturheilkundliche Auffassung nachzudenken, inwieweit natürliche Entgiftungs- und Säuberungsprozesse, die in diesem Alter stattfinden, dafür verantwortlich sein könnten.

DER ÜBLICHE KRANKHEITSVERLAUF

Neurodermitiker und Psoriatiker stehen unter doppeltem Leidensdruck. Der quälende Juckreiz, den sie ertragen müssen wird noch unerträglicher dadurch, dass Kontakte zu Mitmenschen immer schwieriger werden je mehr die Krankheit sichtbar wird.

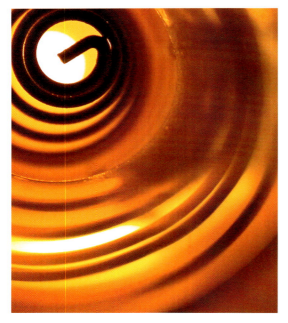

Wenn die Neurodermitis im Säuglingsalter entsteht, befällt sie meist Gesicht, Armbeugen und Kniekehlen oder Handrücken. Das Ekzem breitet sich dann größer werdend auf dem Kopf- und Halsbereich oder auch zur Windelregion hin aus. Ältere Kinder und auch Erwachsene weisen andere Erscheinungsbilder auf. Bei ihnen kann das Ekzem am gesamten Körper auftreten. Oft sind auch das Gesicht und die Beugen von Armen und Beinen betroffen, aber auch der Oberkörper und der Hals können befallen sein. Die Haut ist trocken, fleckig, entzündlich rötlich und verdickt.

Der Verlauf der Neurodermitis ist völlig wechselhaft. Phasen der Entspannung wechseln sich mit Krankheitsschüben unterschiedlicher Dauer und Schwere ab. Die Symptome können jederzeit zurückgehen, sogenannte Spontanheilungen sind möglich und werden immer wieder beobachtet. Auch dies sollte uns dazu veranlassen, die naturheilkundliche Betrachtungsweise der Krankheiten vermehrt zu berücksichtigen. Denn sogenannte Spontanheilungen sind doch nichts anderes als Heilungserfolge, die für Therapeuten zufällig entstehen, weil sie die Systematik der Ursachen nicht genügend kennen und zuordnen können. Aber nur weil die Gründe nicht nachvollziehbar sind, muss das doch nicht heißen, dass es sie nicht gibt.

Klingt das Krankheitsbild nicht von selbst ab, können eine Vielzahl Komplikationen hinzukommen, da die Haut in diesem Zustand sehr viel ungeschützter ist. Die Trockenheit und ekzematöse Veränderungen machen sie besonders anfällig für Infektionen. Gefürchtet ist vor allem der Befall mit Herpes-Viren oder Bakterien, der zu schweren Krankheitsbildern mit hohem Fieber führt. Wegen der gestörten Abwehrfunktion kommt häufig auch ein Pilzbefall hinzu. Abhängig von den befallenen Stellen wird die Lebensqualität der Betroffenen immer weiter eingeschränkt. Die sozialen Kontakte leiden, bestimmte Berufe oder Hobbys können immer weniger, je nach Schwere vielleicht gar nicht mehr ausgeübt werden.

Spontanheilungen zeigen, dass Heilung möglich ist

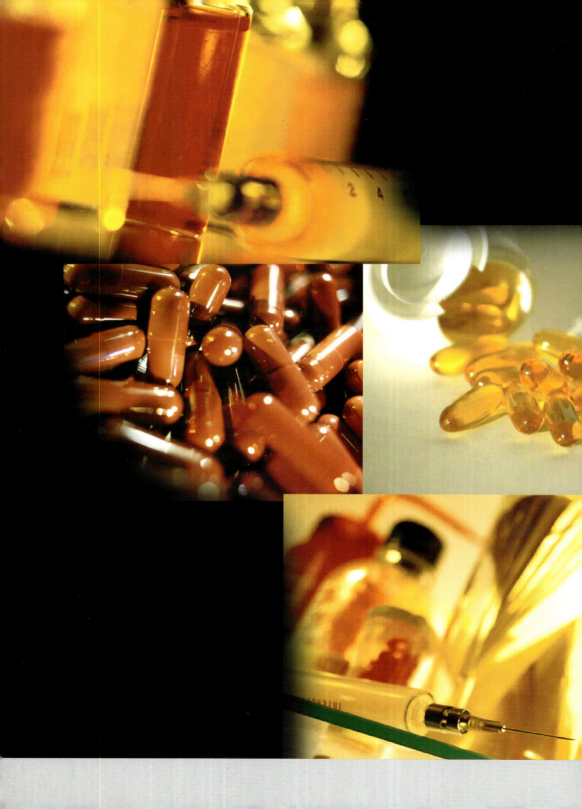

Essen sie Ihre Haut gesund: Der ganzheitliche Weg

DIE HERKÖMMLICHEN BEHANDLUNGSKONZEPTE

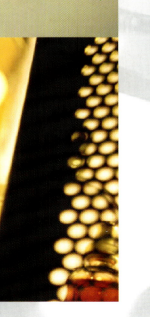

Um die beste Vorgehensweise zu entwickeln, ist es hilfreich, auch die Vor- und Nachteile der bereits existierenden Therapien zu kennen.

DAS SCHULMEDIZINISCHE KONZEPT ERGIBT SICH AUS DER HERRSCHENDEN MEINUNG

Viele Branchen leiden in der heutigen Zeit unter dem starren Denken der herrschenden Meinung. Für viele Menschen stellt sie das „non plus ultra", den höchsten Erkenntnisstand dar, der nicht in Frage gestellt werden darf. Dadurch verhindert sie den Fortschritt. Denn sie ist doch nur die Wahrheit von heute, die der Irrtum von morgen sein wird.

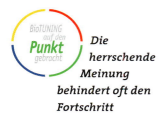

Die herrschende Meinung behindert oft den Fortschritt

Linderung der Beschwerden statt Heilung

Die herrschende, von den Universitäten geprägte Medizin, die sogenannte Schulmedizin hat vor der Neurodermitis kapituliert. Sie hält sie für gut behandelbar, aber nicht für endgültig heilbar, da es selbst nach Abklingen der akuten Beschwerden immer wieder zu neuen Krankheitsschüben, Komplikationen oder zu Begleiterkrankungen wie Heuschnupfen oder allergischem Asthma kommen kann. Die gesamte orthodoxe Dermatologie geht, abgesehen von den Erbanlagen nicht von selbst beeinflussbaren inneren Ursachen aus. Diese sollen immer von außen kommen, beispielsweise Bakterien, Viren, und andere Krankheitserreger. Die genetische Veranlagung ist ebenfalls vorhanden, also lässt sie sich auch nicht ändern. Allenfalls psychosoziale Faktoren werden als symptomverschlimmernd akzeptiert, die Ernährung als Auslöser vielfach noch belächelt. Das geht soweit, dass vor Wunderheilern gewarnt wird, die dauerhafte Heilung durch ein Medikament oder eine Neurodermitis-Diät versprechen.

Die Wichtigkeit der Ernährung wird oft noch belächelt

Das Konzept besteht deswegen aus gezielter Hautbehandlung, Hautpflege und der Beachtung der persönlichen Risikofaktoren, um die Symptome auf ein Minimum zu reduzieren. Die äußerliche Behandlung umfasst die Verordnung von Seifen, Badezusätzen, Haarpflegemitteln, Feuchtigkeitscremes oder chemischen Stoffen, die entzündungshemmend wirken sollen. Die innerliche Behandlung beinhaltet die Gabe von Antihistaminika, Beruhigungsmitteln, Antibiotika, Mastzellblockern und Thymuspeptide. Wie gravierend in den Organismus der Patienten im Einzelfall eingegriffen wird, hängt von der Auffassung des behandelnden Arztes ab. Ich kenne viele haarsträubende Patientenerfahrungen, bei denen mehr als verantwortungslos mit diesen Medikamenten umgegangen wurde. Da

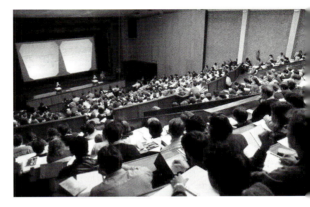

inzwischen aber selbst eingefleischten Schulmedizinern wegen der unerwünschten Nebenwirkungen immer mehr Bedenken kommen, werden die stärkeren Präparate vor allem bei Kindern immer bewusster, also weniger eingesetzt. Das Problem dabei ist, dass der schulmedizinisch ausgebildete Arzt, der ja andere Vorgehensweisen nie gelernt hat, seinen Patienten helfen möchte. Fehlen ihm aber andere Möglichkeiten so zwingen ihn die Umstände förmlich dazu, den Einsatz dieser starken chemischen Mittel trotz der Nebenwirkungen immer weiter und höher zu steigern – oder aufzugeben.

Cortison – Einsatz umstritten

Die Ausweglosigkeit dieser Situation kann man am Beispiel des heftigst umstrittenen Cortison sehr gut nachvollziehen. Mit dem Namen Cortison wird eine ganze Reihe von künstlich hergestellten Wirkstoffen, die in Struktur und Form einem Hormon der Nebennierenrinde (Cortisol) ähnlich sind, bezeichnet. Cortison hilft zunächst und mindert den quälenden Juckreiz oder akute Ekzemschübe. Das Problem ist, dass die vorher unterdrückten Hautreaktionen nach dem Absetzen besonders heftig wieder ausbrechen und die Dosierung immer höher gesteigert werden muss. Gleichzeitig aber muss der Zeitraum der Behandlung möglichst kurz gehalten werden, da sich bei äußerlicher Anwendung die Haut abnormal verändert, bei innerlicher Gabe massivste Störungen auftreten können, die sich in der Ausbil-

**Cortison:
Bitte nicht unverantwortlich einsetzen**

dung von Vollmondgesichtern, bei Kindern sogar als Wachstumsstillstand bemerkbar machen. Ärzte, die sich dieser Problematik bewusst sind, versuchen das Problem zu lösen, indem sie Intervall- oder Stufendosierungen festlegen.

Die Allgemeinbehandlung erschöpft sich darin, dass der Patient günstige Klimaveränderungen, Licht, Schlaf und Entspannung nutzen soll, um die Symptome zu lindern. Spezielle Tipps wie den Hund durch Fische zu ersetzen, und den Berufswunsch auf die Krankheit abzustellen, runden die Therapiemaßnahmen ab. Allergische Begleiterkrankungen wie Heuschnupfen, allergisches Asthma, allergisches Kontaktekzem oder eine Nahrungsmittelallergie werden darauf zurückgeführt, dass die Haut eines Neurodermitikers in ihrer Schutzfunktion stark eingeschränkt ist. Sie sollen also ihre Ursache in äußerlichen Einflüssen haben.

Zusammengefasst stellt sich die gängige Vorgehensweise also wie folgt dar: Die genetische Disposition ist die Ursache für die Überempfindlichkeit gegen äußere Einflüsse. Diese sollen wenn möglich gemindert werden. Der Schwerpunkt aber liegt auf der Hautbehandlung.

VOR- UND NACHTEILE ALTERNATIVER EINZELKONZEPTE

Neben der beschriebenen Vorgehensweise gibt es eine Vielzahl von Therapieansätzen. Darunter finden sich solche, die punktuell oder zeitweise eine mehr oder weniger große Wirkung erzielen. Anderen haftet eine gewisse Hoffnung an ohne dass sie wirklich zur Gesundung beitragen. Was fehlt ist das ganzheitliche Gesamtkonzept.

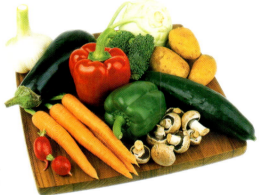

Es gibt heute in der sogenannten Alternativmedizin oder der Naturheilkunde viele verschiedene Therapien, die sich positiv auf die Symptome der Neurodermitis auswirken können. Sie werden je nach dem Ausbildungsstand des behandelnden Arztes oder Heilpraktikers mehr oder weniger gezielt im durchdachten Zusammenspiel eingesetzt. Der Erfolg hängt davon ab, inwieweit die gewählte Vorgehensweise beim Patienten die Bereiche beeinflusst, die zusammen die Ursache für seine Erkrankung ausmachen. Da es sich wie bei jeder anderen Krankheit auch, immer um ein multifaktorielles Geschehen handelt, also verschiedene Ursachen zusammenkommen, kann die Therapie mehr oder weniger zufällig sehr gut bis überhaupt nicht anschlagen. Ob nur die Symptome soweit reduziert sind, dass die Spitze des Eisberges gerade so unter der Wasseroberfläche verschwunden ist, oder der Eisberg als Ursache zu großen Teilen beseitigt wurde, ist schwer feststellbar.

Nicht nur die Spitze, auch der restliche Eisberg soll verschwinden

Die naturheilkundlichen Therapien wirken auf verschiedene Funktionsebenen des Menschen ein. Sie setzen auf der Ernährungsebene an, indem bestimmte Nahrungsmittel, die vorher mit unterschiedlichen Methoden ausgemessen wurden, vermieden werden. Oder bestimmte Nahrungsmittel sowie Nährstoffe werden gezielt empfohlen. Da die Ernährung für bestimmte Vertreter schon fast religiösen Charakter hat, ist es nicht immer sicher, dass eine bestimmte Ernährungsweise ausschließlich zum Wohle des betreffenden Patienten empfohlen wird. Vor allem sollte man sich bewusst sein, dass es so viele optimale Ernährungsweisen wie Menschen auf diesem Planeten gibt. Für jeden, und vor allem für jeden Neurodermitiker ist ein anderes Ernährungsprofil optimal geeignet. Gleichwohl spielen, wie wir später noch genau klären werden, manche Nahrungsmittel sehr oft bei Neurodermitikern eine wichtige Rolle. Aber bei der Ernährung ist es wie in einem klassischen Konzert: Sie ist dann richtig, wenn die vielen verschiedenen Instrumente so schön und vollendet zusammenspielen, dass auch die kleinsten Misstöne vermieden werden.

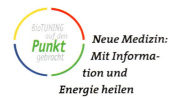

Neue Medizin: Mit Information und Energie heilen

Andere wirken auf der energetischen, also der Ebene der Information. Hierzu zählt die Bioresonanztherapie, bei der mittels der exakten Gegenschwingung die Schwingung des Allergens genau aufgehoben wird. Sie wird gerne angewendet, da oft eine Besserung der Symptome erreicht werden kann. Die Frage ist, was der Patient davon hat, all die Allergene sozusagen löschen zu lassen, auf die der Körper negativ reagiert. Der Körper reagiert ja nicht aus bösem Willen, sondern weil er sich vor etwas schützen möchte. Den Grund dafür, gilt es herauszufinden.

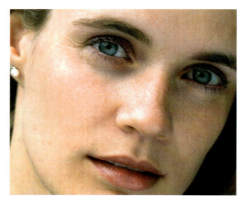

In diesen Bereich gehört die Homöopathie, die im Grunde ähnlich in die Informationsebenen eingreift wie die Bioresonanztherapie. Im Unterschied zu dieser, bei der ein Apparat die Aufgabe übernimmt, die richtige Schwingung auszumessen, entscheidet der Homöopath aufgrund seines Wissens und seiner Erfahrung. Er sollte daher ein

Könner seines Fachs sein. Sich mit homöopathischen Kügelchen selbst zu behandeln, nachdem man ein vermeintlich kluges Buch gelesen hat nach dem Motto: „Bei diesem Zustand nehmen Sie das in dieser Potenz", davon ist dringend abzuraten. Die korrekte Auswahl des Mittels und seiner Potenzierung unterliegt vielen Einzelfaktoren, die ein verantwortungsbewusster Homöopath in stundenlanger Anamnese sammelt. Es dauert Jahre, um sich dieses Wissen anzueigen. Bei falscher Auswahl kommt es zu Symptomverschiebungen, die den Körper immer mehr ins Chaos stürzen. Gefährlich ist, dass jeder Laie sich die Mittel besorgen kann, weil sie nicht verschreibungspflichtig sind und als harmlos gelten. Für die Akupunktur, bei der mittels Nadeln die Energieströme im Körper beeinflusst werden, gilt Ähnliches. Lassen Sie sich auch hierbei nur von Spezialisten behandeln.

Allgemeine Maßnahmen können allgemein helfen

Eine andere Ebene ist die Stimulation des Immunsystems. Entweder mit allgemeinen Verfahren oder genau abgestimmt auf die spezielle Biochemie des Kranken.

Psychotherapeutische Betreuung hat das Ziel, stressvolle Konfliktsituationen oder einschneidende Lebenserfahrungen aufzulösen, damit mentale Entspannung zur Besserung der Symptome beiträgt. Das Gleiche bewirken auf der körperlichen Ebene muskuläre Entspannungstechniken.

Klimakuren, bei denen die Luftveränderung, das Salzwasser des Meeres oder die positive Wirkung des Sonnenlichtes die Symptome positiv beeinflussen, runden den Maßnahmenkatalog ab. Positiv bei diesen Therapien ist, dass sie frei von unerwünschten Nebenwirkungen sind, also nicht zur Verschlimmerung des Gesamtzustandes beitragen können. Wie eingangs beschrieben, können sie durchaus zur Besserung beitragen.

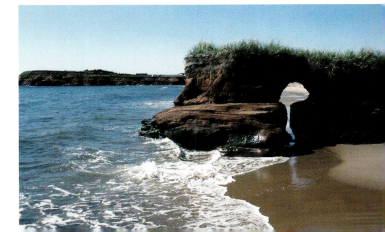

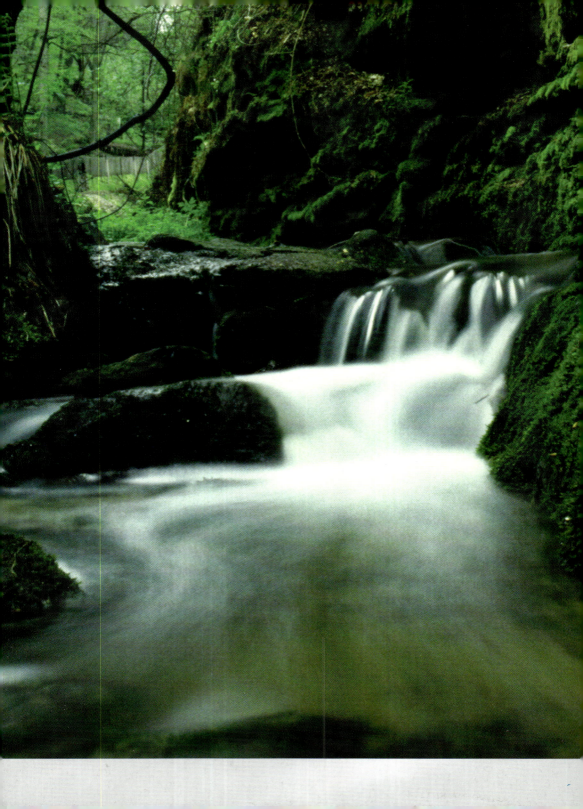

Essen sie Ihre Haut gesund: Der ganzheitliche Weg

DAS BioTUNING-KONZEPT FÜR NEURODERMITIS

Essen sie Ihre Haut gesund: Der ganzheitliche Weg

WIR BRAUCHEN EINE BESSERE MEDIZIN

Wir verfügen heute wahrscheinlich über mehr Wissen als jemals zuvor. Leider nutzen wir es nur zu einem lächerlich kleinen Teil. Das liegt daran, dass dieser riesige Wissensschatz nur bei fachgebietsübergreifender Anwendung voll zur Geltung kommen kann. Die Zusammenarbeit aller zum Wohle aller ist gefragt.

Theorie für den Titel? Praxis für den Patienten!

Kurz vor Ende meines Studiums konnte ich mein angesammeltes Wissen in einer Klinik in Indien erstmals praktisch erproben. Was ich erlebte, war der Grund dafür, mich intensiv in der Naturheilkunde weiterzubilden, denn ich merkte, dass das an der Universität Erlernte zwar eine gute Basis war, aber bei vielen Krankheitsbildern zur Heilung notwendige Aspekte einfach unberücksichtigt blieben. Diesen Weg des immer weiteren Forschens und Anwendens neuer Wege gehe ich nun fast 25 Jahre - heute genauso wie damals - konsequent weiter. Wie die Leser meines ersten Grundlagenbuches wissen, führte er schließlich zum BioTUNING - Konzept. Also zu meiner Herangehensweise, moderne Medizin mit überliefertem naturheilkundlichen Wissen und neuesten wissenschaftlichen Erkenntnissen zu verknüpfen.

Das Wissen ist vorhanden und verfügbar – wir müssen es nur nutzen

Es ist meine feste Überzeugung, dass wir Ärzte und alle Therapeuten über den Tellerrand hinausblicken müssen. Gerade im Bereich der Information werden in den letzten Jahren scheinbar unglaubliche Dinge entdeckt. Biophysikalische Wirkweisen werden durch neue Techniken und Messverfahren aus dem Bereich des Glaubens in den Bereich des Wissens geholt und damit nachvollziehbar anwendbar gemacht. Auch wenn es noch Jahrzehnte dauern wird, bis diese

Fakten als solche anerkannt sind, sollten wir uns zum Wohle des Patienten bemühen, sie schnellstmöglich therapeutisch verfügbar zu machen und auch anzuwenden. Hochinteressant dabei ist, dass uraltes Wissen, das in der Naturheilkunde oder gar im Graubereich der Esoterik angesiedelt ist, jetzt teilweise durch modernste Technik bestätigt wird.

Physikalische Photonenemission für biologische Gesundheit

Ein gutes Beispiel dafür ist die Lichtausstrahlung biologischer Systeme. Jahrzehntelang wurde die Bezeichnung Sonnenkost verwendet. Sonnenköstler, die gerne und viel sonnengereiftes Obst in ihrer Ernährung verwenden, wurden ausgelacht und konnten auf die Frage von sogenannten Ernährungsfachleuten, worin sie denn die gesundheitlichen Vorteile sähen, nur antworten, da stecke eben Sonne drin.
Vertreter von kontrolliert biologischem Anbau und Anhänger konventionellen Anbaus führen heftigste Auseinandersetzungen über den Sinn und die Vorteile ihrer Auffassungen. Die Argumente drehen sich jedoch nur um Pestizide und andere Rückstände, die bisher messbar waren. Ernährungsbewusste Menschen sprechen von toter Industrienahrung, können aber nur Mikronährstoffe, also Vitamine, Mineralstoffe und Spurenelemente ins Feld führen, die angegriffen oder zerstört werden. Eine andere Ebene ist die der ca. 2000 Zusatzstoffe, die inzwischen von der Nahrungsmittelindustrie eingesetzt werden.

Dabei gibt es schon seit Jahren die Möglichkeit, die in biologischen Systemen in Form von Sonnenlicht enthaltene Energie zu messen. Professor Popp, ein Naturwissenschaftler und Wegbereiter physikalischen Wissens für die Medizin, hat schon vor über 10 Jahren mittels eines von ihm gebauten hochempfindlichen Gerätes interessante Messungen machen können. Dieser Apparat ist in der Lage, Lichtmengen, sogenannte Photonen zu messen, die von Körpern abgestrahlt werden. Die Messempfindlichkeit ist so hoch, dass das Gerät dazu in der Lage ist, den Schein einer Kerze noch in 20 Kilometer Entfernung wahrzunehmen. Mit diesem Gerät durchgeführte Messungen ergaben

Der Körper wird von vielen tausend Stoffen belastet, die er nicht kennt

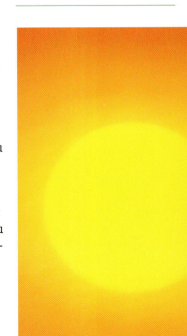

Völlig unterschätzt: Energetische Aspekte der Ernährung

Erstaunliches. Je natürlicher Früchte in der Sonne gereift sind, je weniger Veränderungen (künstliche Reifung, industrielle Verarbeitung, Haltbarmachung usw.) Nahrungsmittel über sich ergehen lassen mussten, je weniger künstliche Düngemittel verwendet wurden, je frischer die Sachen waren, je weniger die Lebensmittel durch Kochen verändert waren, umso mehr Photonenemission pro Sekunde konnte gemessen werden. Das Erstaunliche wird noch erstaunlicher: Messungen ergaben, dass Eier freilaufender Hühner mehr Licht enthalten, als die aus Käfighaltung, und das Fleisch von Kühen von Biobauern mehr, als von Großmastbetrieben. Und tiefgefrorenes Gemüse ist fast genauso in der Aussendung von Sonnenlicht reduziert wie gekochtes. Kurz gesagt: All die oft belächelten Ansichten der Vertreter möglichst gesunder Lebensmittel, die möglichst unverändert und frei von Schadstoffen sind, können gesundheitliche Vorteile durch Messungen beweisen. Da die moderne Forschung inzwischen davon ausgeht, dass solche biophysikalischen Zusammenhänge für unsere Gesundheit, letztendlich für das Funktionieren jeder unserer Zellen mindestens genauso wichtig sind wie all die biochemischen Abläufe wird klar, wie wichtig energetische Aspekte unserer Ernährung sind. Auch die Aura des Menschen ist nichts anderes als ein biophysikalisches Feld, das beispielsweise mit dem beschriebenen Gerät unstrittig gemessen werden kann.

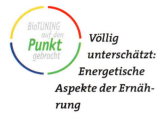

Herkömmliches, altes und neuestes Wissen zum Wohle der Patienten

Solche neuen Entdeckungen alten überlieferten Wissens sollten zum Wohle des Patienten schnellstmöglich Eingang in unsere Therapien finden. Sie als Betroffener oder Patient müssten schnellstmöglich dazu in die Lage versetzt werden, dieses Wissen zu nutzen. Das wichtigste dabei ist die Information. Sie sol-

Wir brauchen eine bessere Medizin 37

len nachvollziehen können, wie ihr Körper auf allen seinen Ebenen funktioniert, so dass Sie begreifen können, warum welche Therapie bei Ihnen erfolgreich sein müsste. Dann können Sie mehr Verantwortung für sich und ihre Gesundheit übernehmen. Die sogenannte Schulmedizin mit der inzwischen immer ausgereifteren Apparatemedizin ist dabei genauso wichtig, wie die naturheilkundlichen Vorgehensweisen oder die neuesten Erkenntnisse aus der Forschung. Was bisher fehlt, ist eine exakte Klärung der Zuständigkeiten. Diese Fehler werden von Seiten der Schulmedizin genauso wie von Seiten der Naturheilkunde gemacht, und es kommt zu Nachteilen für die Patienten. Viele Krankheiten werden schlimmer, weil sie von der Schulmedizin nur Symptombehandlung erfahren. Andere, die schon in fortgeschritteneren Stadien sind, werden zum lebensgefährlichen Problem, weil Naturheilkundler die Grenzen der sanfteren Medizin nicht wahrhaben wollen. Wir alle danken Gott, wenn wir nach einem schweren Autounfall mit Brüchen, inneren Verletzungen und der Möglichkeit der Wirbelsäulenschädigung mit dem Notarztwagen möglichst schnell ins beste Unfallkrankenhaus der Umgebung gefahren werden.

Was die Fronten verhärtet ist die Klärung der Zuständigkeiten

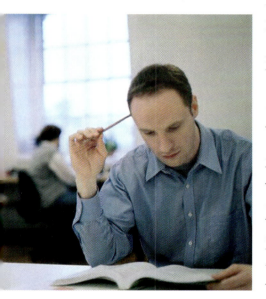

Alle Beteiligten, also die schulmedizinischen Allgemeinärzte, die Fachärzte, die Naturheilkundler und die Patienten sollten sich bewusst machen, dass die beste Therapie dadurch entsteht, dass die Spezialisten auf ihrem jeweiligen Gebiet das jeweils Erforderliche beisteuern. Diese Offenheit wäre die beste Betreuung für die Patienten und würde bei allen Beteiligten Horizonte öffnen.

WAS SIND KRANKHEITEN UND SYMPTOME EIGENTLICH?

Früher waren Geister und Dämonen für unsere Krankheiten verantwortlich. Heute sind es Viren, Bakterien oder einfach nur das Schicksal: Das haben Sie von Geburt an, das ist normal in ihrem hohen Alter... Vergessen Sie all das. Lernen Sie Ihren Körper als das kennen was er ist: Ein hochintelligentes Wesen, das selbst für seine Gesundheit sorgt, wenn wir es nur richtig behandeln.

Die sogenannte Krankheit ist meist das Symptom

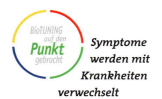

Symptome werden mit Krankheiten verwechselt

Sie als Patient können am meisten für Ihre Gesundung tun, wenn Sie begreifen, wenn Sie genau nachvollziehen können, was bei einer Krankheit mit Ihnen und Ihrem Körper passiert. Die weit verbreitete Auffassung ist, dass Krankheiten etwas Schlechtes sind, ein Zustand der bekämpft werden muss. Daraus ergibt sich folgerichtig, dass die mit der Krankheit einhergehenden Symptome beseitigt werden müssen. Man ist krank, wenn man Fieber hat, also beseitigt man das Fieber mit fiebersenkenden Mitteln und fühlt sich wieder gesund. Man ist krank, weil man einen Erkältungsinfekt hat, also beseitigt man die Grippe mit den entsprechenden Mitteln und fühlt sich wieder gesund. Man ist krank, weil man Schmerzen hat, also nimmt man Schmerzmittel und fühlt sich wieder gesund. Man ist krank, weil man einen Bandscheibenvorfall hat. Also operiert man ihn weg und fühlt sich wieder gesund. Man ist krank, weil man einen Herzinfarkt hatte. Also ersetzt man das entsprechende Gefäß und fühlt sich

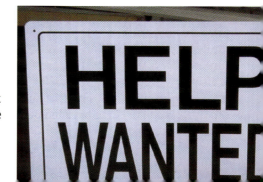

wieder gesund. Man ist krank, weil man Neurodermitis hat, also nimmt man Cortison und fühlt sich wieder gesund. Ist das wirklich so? Denn viele der Betroffenen merken genau, dass ihnen die Bekämpfung von Symptomen auf Dauer nicht hilft.

Mit ihrem Auto gehen die meisten Menschen anders um. Niemand mit gesundem Verstand würde, wenn er mit seinem Wagen auf der Autobahn unterwegs ist und plötzlich die Ölkontrollleuchte angeht, eine Zange nehmen, das entsprechende Kabel durchschneiden, damit sie nicht mehr leuchtet und beruhigt weiterfahren. Das tun Sie aber, wenn Sie Schmerzmittel gegen Schmerzen nehmen.
Niemand würde auch, wenn sein Fahrrad einen Platten hat, den Schlauch einfach reparieren oder wechseln, ohne zu schauen, ob der Nagel noch im Reifenmantel steckt, der einige Kilometer weiter das nächste Loch in den Schlauch bohren würde. Das tun Sie aber, wenn Sie nach ihrem überstandenen Herzinfarkt denken, „das war's nun", und sich nicht darum kümmern, warum Sie solch einen Warnschuss bekamen, was also die Ursache dafür war. Niemand würde die brennende Ölkontrollleuchte mit dem Finger ins Armaturenbrett hineindrücken oder mit Klebeband verdecken und beruhigt weiterfahren. Das tun Sie aber, wenn Sie bei Neurodermitis die Entzündung mit Salben in den Körper hineindrücken oder zudecken.

Symptome sind die Sprache des Körpers

Wir müssen uns völlig von diesen alten Vorstellungen und Vorgehensweisen lösen und begreifen, dass all diese sogenannten Krankheiten Vorgänge im Körper sind, mit denen er sich wieder in Ordnung bringen möchte, mit denen er wieder gesund werden möchte. All diese Symptome sind keine Krankheiten, es sind Signale des Körpers, die uns etwas sagen möchten. Auf der ersten Stufe kennen wir Zustände, die einfach nur ablaufen wollen und unsere Hilfe nicht brauchen. Höchstens Aufmerksamkeit in Form von Ruhe, Stressfreiheit reichlich Flüssigkeit und wenig Nahrung. Das ist beispielsweise der Fall bei Fieber, Schnupfen oder auch grippalem Infekt. Das Immunsystem wird auf Vordermann gebracht, angesammelte Abfälle werden ausgeschieden.

Krankheiten verstehen ist der erste Schritt zur Gesundung

Auf der zweiten Stufe will der Körper darauf aufmerksam machen, dass sein Besitzer etwas ändern soll. Die Symptome werden heftiger. Dazu gehört ein Verdauungstrakt mit stark eingeschränkter Funktion, häufige oder gar chronische Schmerzen oder auch die Neurodermitis. Spätestens jetzt sollten Sie herausfinden, warum ihr Körper so reagiert. Was die Ursachen sind für all diese Symptome. Sowie die Symptome abklingen, sind die Ursachen mehr und mehr beseitigt. Sind keine Symptome mehr vorhanden, sind die Ursachen soweit behoben, dass keine unmittelbare Gefährdung besteht. Die meisten halten diesen Zustand für gesund. Im BioTUNING-Konzept sehen wir das aber noch differenzierter. Nach unserer Auffassung ist vollständige, also hundertprozentige Gesundheit ein Ziel, das aber vollständig nie zu erreichen ist. Vollständige Gesundheit ist der bestmögliche Zustand auf der körperlichen, geistigen und seelischen Ebene. In diesem Zustand verfügt man über fast grenzenlose Energie, ist überglücklich und geht vollständig auf im Sinn des Lebens.

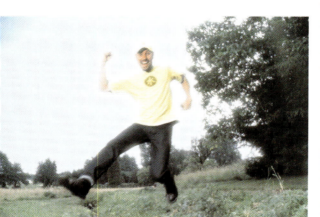

Der Lebenslange Weg zur Gesundheit

Von der Symptomfreiheit bis in die Nähe dieses Zustandes ist es ein weiter Weg. Deswegen zählen im BioTUNING schon Unpässlichkeiten wie eingeschränktes Leistungsvermögen, schlechte Laune oder schlechter Schlaf zu den beschriebenen Symptomen. Jedem ist selbst überlassen, wie weit er über die Symptomfreiheit hinaus in den immer gesünderen Bereich gelangen will. Wenn wir auf die Sprache des Körpers, auf seine Aufforderung etwas zu verändern oder andere Maßnahmen zu ergreifen, zu lange nicht hören, stellen sich Schädigungen ein, die immer schwerwiegender werden. Bis zur zweiten Ebene sorgt vor allem der Körper selbst durch die ihm zur Verfügung stehenden Selbstheilungskräfte für seine Gesundung. Ab der dritten Ebene besteht die Gefahr, dass die Selbstheilungskräfte nicht mehr ausreichen. Nun

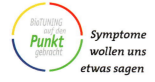
Symptome wollen uns etwas sagen

Was sind Krankheiten und Symptome eigentlich?

ist der Körper auf Hilfe von außen angewiesen, bis er wieder in der Lage ist, sich selbst zu helfen.

Je nachdem wie lange der Betroffene gewartet hat, also wie lange die Situation sich immer weiter verschlimmern konnte, gelingt es dem erkrankten Körper noch, das Steuer herumzureißen und sich Stück für Stück wieder in Richtung besserer Gesundheit zu bewegen. Wenn es dazu zu spät ist, kann der schlechte Zustand nur gehalten werden, er ist nicht mehr reversibel. In der letzten Phase kann nicht einmal mehr die immer weitergehende Verschlimmerung aufgehalten werden. Es geht also immer darum, die Information der Symptome zu nutzen und dementsprechend Maßnahmen zu ergreifen, die die Ursachen beseitigen. Das Problem liegt heute darin, dass es nicht üblich ist, die Sprache des Körpers zu verstehen. Dieses Konzept setzt genau da an. Sie sollen verstehen, warum der Körper bestimmte Symptome zeigt, was sie bedeuten und wie Sie damit umgehen können.

Essen sie Ihre Haut gesund: Der ganzheitliche Weg

SO FUNKTIONIERT UNSER KÖRPER, SO ENTSTEHEN KRANKHEITEN

Die meisten Menschen trauen sich nicht zu, sich selbst um ihre Gesundheit oder auftretende Krankheiten kümmern zu können. Sie wissen nicht, was in ihnen vorgeht und trauen sich nicht zu, es zu verstehen. Deswegen überlassen sie ihre Gesundheit den Spezialisten. Dabei ist es eigentlich so einfach. Und – wer kennt Ihren Körper besser als Sie selbst?

Gesundheit ist ganz einfach: 3 Vorgänge und 2 Voraussetzungen

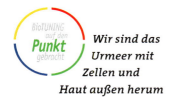
Wir sind das Urmeer mit Zellen und Haut außen herum

Die Basis dafür, gesund zu werden ist, dass wir überhaupt verstehen, warum wir krank werden. Viele Menschen haben davon völlig falsche Vorstellungen, weswegen die Krankenkassenkosten auch immer weiter steigen, statt dass sie zurückzugehen. Wenn wir nicht nur viele Millionen Jahre sondern einige Milliarden Jahre zurückgehen, kommen wir in die Zeit, in der im Urmeer alles Leben entstand. Es begann mit einzelligen Lebewesen, die alles was sie benötigten aus dem Wasser und durch das Sonnenlicht bekamen. Abfallprodukte des Zellstoffwechsels wurden nach außen geschleust und vom Wasser beseitigt. Dann formierten sich die Einzeller zu mehrzelligen Lebewesen. Sie begannen, sich innerhalb der biologischen Einheiten zu Zellverbänden mit unterschiedlichsten Aufgabenbereichen zu spezialisieren. Irgendwann verließen einige Formen das Wasser und setzten über Millionen Jahre hinweg ihre Entwicklung an Land fort. Eine dieser Lebensformen sind wir, die Menschen. Aus dem beschriebenen Blickwinkel betrachtet, sind wir nichts anderes als 60 - 80 Billionen Zellen, die, damit das Wasser nicht wegläuft, mit vielen Häuten und ganz außen herum mit der größten Hülle, unserer Haut umgeben sind.

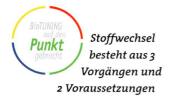
Stoffwechsel besteht aus 3 Vorgängen und 2 Voraussetzungen

Damit all die Vorgänge, die sich zwischen diesen Zellen abspielen, optimal und ungehindert ablaufen können, sind vor allem drei Dinge nötig. Die Stoffe und Materialien, die unsere Körperzellen benötigen, um wie vorgesehen arbeiten zu können, müssen jede einzelne Zelle erreichen können. Alle Abläufe im Körper, zwischen allen Zellen müssen ungehindert stattfinden können so wie die Aufgabenstellung es verlangt. Und schließlich müssen alle nicht benötigten Stoffe, alle Abfallprodukte, den Körper wieder verlassen können. Diese drei Vorgänge nennt man Stoffwechsel. Zusätzlich gibt es zwei Voraussetzungen, ohne die die beschriebenen Vorgänge nicht geschehen können. Die erste ist, dass ausreichend Wasser im Körper vorhanden ist. Die zweite, dass Bewegung stattfindet, damit all die benötigten Stoffe auch dorthin gelangen können, wo sie gebraucht werden. Sind diese beiden Voraussetzungen erfüllt und die drei Vorgänge laufen wie vorgesehen, so gibt es keinen Grund für unseren Körper, krank zu werden.

Unser Körper funktioniert wie eine Riesenstadt

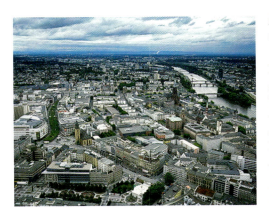

Megalopolis, die Körperstadt

Damit wir eine Vorstellung davon bekommen können, was bei uns im Körper passiert, lassen sie uns ein wenig phantasieren. Stellen Sie sich eine Stadt vor, in der so viele Menschen leben wie wir Körperzellen haben - etwa 60 - 80 Billionen. Eine Megalopolis, eine Ansammlung von mehreren großen Städten zu einer unvorstellbar großen Riesenstadt. Unvorstellbar deswegen, weil zur Zeit nur etwa sechs Milliarden Menschen auf der Erde leben. 60 Billionen sind noch zehntausend mal mehr! Nun stellen sie sich vor, was in einer solchen Stadt in jeder Sekunde geleistet werden muss, um alles aufrecht zu erhalten, was nötig ist, damit es jedem in dieser Stadt gut geht. Allein das würde mehrere Bücher füllen. Bei diesem Gedanken kann man auch nachvollziehen, warum keine noch so große Rechneranlage der Welt auch nur annähernd das leisten kann, was unser Körper sein ganzes Leben lang leistet. Aber darum geht es jetzt gar nicht, das nehmen wir als gegeben hin. Das ist die Körperintelligenz, die unser bewusstes Denken weit in den Schatten stellt. Wir können das eigentlich nur bewundern und dankbar sein, dass es so gut funktioniert.

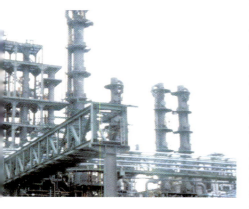

In dieser Megalopolis leben Menschen aller Berufsgruppen. Sie wohnen in Häusern, arbeiten in Büros oder in Industrieanlagen, Werkstätten, Produktionsfirmen. Permanent wird verwaltet, kommuniziert oder hergestellt, so wie die Bedürfnisse der Megalopolis und ihrer Bewohner es verlangen. Die Stadt ist eine eigene Einheit, außen herum begrenzt durch die Stadtmauer. Nahrungsmittel und sämtliche Materialien, die benötigt werden, kommen von außen durch das Stadttor oder eine Vielzahl von kleinen Nebeneingängen. Ein Fluss führt hinein und versorgt sie mit Wasser. Der Transport der Rohstoffe und Nahrungsmittel findet vor allem auf Booten auf einem Netz von Wasserstraßen statt, die bis in jedes Haus, bis zu jedem Bewohner führen. Die Strömung treibt die Boote durch die ganze Stadt hindurch, so dass alle benötigten Materialien dort abgeliefert werden können, wo sie gebraucht werden. Erdgas gelangt über eine spezielle Industrieanlage in die Stadt und sichert die Energieversorgung. Zusätzlich werden in der Stadt Brennstoffe aus den gelieferten Waren produziert. Aus Nahrungsmittelrohstoffen werden die gewünschten Lebensmittel kreiert, alle benötigten Produkte werden in dafür geeigneten Betrieben hergestellt. Ein ausgeklügeltes Verteilungssystem sorgt dafür, dass alles dorthin gelangt, wo es gebraucht wird. Ein zuverlässiges Kommunikationssystem steuert den Informationsfluss so zuverlässig, dass jeder Beteiligte in Megalopolis weiß, was zu tun ist.

Ein bestens organisiertes Abfallentsorgungssystem sorgt dafür, dass alles nicht mehr Benötigte aus der Stadt hinausbefördert wird. Abfallprodukte, Bauschutt oder überflüssig in die Stadt eingeführtes Material verlässt auf Booten durch das Hauptausgangstor oder durch Nebentüren das Stadtgebiet. Damit nicht

So funktioniert unser Körper, so entstehen Krankheiten

zuviel dringend benötigtes Wasser hinausfließt, wird einem Großteil des Abfalls die Flüssigkeit entzogen und gelangt über einen Spezialausgang aus der Stadt hinaus.

Unser Körper: über Jahrmillionen genial entwickelt

Gut organisiert lebt Megalopolis ewig

Funktioniert das alles tadellos, wird diese Stadt ewig bestehen. Vor allem deshalb, weil sie sich über viele Millionen Jahre aus einer Kleinstadt erst zu ihrer jetzigen Größe entwickelte. Hunderttausende Male konnten Städteplaner Verbesserungen einbringen. Wenn Ideen nicht funktionierten, wurden sie sofort korrigiert und durch brauchbare Alternativen ersetzt. Megalopolis wie es heute existiert, hat sich seit langen Zeiräumen in dieser Organisationsstruktur bewährt, es ist nichts daran zu verbessern. Architekten und Stadtplaner, die diese lange Entwicklung nicht verfolgen konnten, weil sie Jahrmillionen vor ihnen begann und stattfand, können viele der gewachsenen Strukturen nicht oder nur sehr vage nachvollziehen und sollten deshalb nicht riskieren in Abläufe einzugreifen. Das Risiko, dass sie punktuell positiv gemeinte Veränderungen veranlassen, deren Gesamtauswirkungen sie gar nicht nachvollziehen können, ist viel zu groß.

Was bedroht das blühende Megalopolis?

Es gibt nicht viel, was dieser Stadt passieren kann. Aber wenige grundlegende Dinge können sich bedrohlich auswirken. Entziehen wir ihr die Energie, kommt alles sofort zum Erliegen. Reduzieren wir die Energie auf ein Niveau, das gerade für die wichtigsten Funktionen ausreicht, so werden mittelfristig keine wichtigen Funktionen zusammenbrechen. Nicht unmittelbar wichtige Reparaturen und Renovierungsprojekte werden aber unterbleiben und aufgeschoben, bis die Gesamtsituation sich wieder verbessert hat.
Hat der Fluss zu wenig Wasser, oder tageweise gar keins, gibt es schnell Schwierigkeiten. Wenn Wasser als Haupttransportmedium nicht ausreichend vorhanden ist, wird der Transport der Waren in die Stadt hinein und der Abfalltransport hinaus nicht

mehr vollständig und leicht funktionieren. Außerdem können Produktionsvorgänge, zu denen Wasser benötigt wird, eingeschränkt werden. Fließt das Wasser zu langsam, kommen die Materialtransporte nicht rechtzeitig an, Abfall bleibt liegen, weil er nicht schnell genug entsorgt werden kann. Langfristig entstehen überall stinkende Abfallhaufen oder -gruben, welche ganze Stadtteile infizieren oder irgendwann, wenn sie sich immer weiter ausbreiten, gar die ganze Stadt bedrohen können. Werden dringend benötigte Materialien und Nahrungsrohstoffe nicht geliefert, oder ist die Qualität zu schlecht, fehlen die Waren oder Lebensmittel und andere wichtige Produkte können nicht, nur teilweise oder minderwertig hergestellt werden. Darunter leiden alle Abläufe in Megalopolis bis hin zur Abfallentsorgung, die mit minderfunktionierender Technik erledigt werden muss.

Wir Menschen, lebende Megalopolis-Systeme

Sie ahnen schon seit einiger Zeit, dass sich im beschriebenen Megalopolis sehr vergleichbare Vorgänge abspielen wie in uns Menschen. Beginnen Sie zu ahnen, was da in unserem Körper pro Sekunde 24 Stunden am Tag passiert? Megalopolis ist unser Körper, die Stadtmauer die uns umhüllende Haut. Nase und Lunge sind die Industrieanlage, die die Stadt mit Erdgas, nämlich Sauerstoff versorgen. Durch die aber auch Abfallgase, vor allem nachts, abgeatmet werden. Der Fluss, der durch das Haupttor in die Stadt fließt, steht für Mund und Speiseröhre, durch die Wasser, sowie alles was wir sonst trinken oder an fester Nahrung zu uns nehmen, in unseren Körper gelangt. Die kleinen Seiteneingänge stehen für die Haut, die Sauerstoff, aber auch kleinste Teilchen wie Mineralien oder Umweltgifte aufnimmt. Genauso aber auch unerwünschte Rückstände wieder ausscheidet, wie zum Beispiel überflüssiges Salz, das beim Schwitzen helle Streifen im dunklen T-Shirt hinterlässt. Das Material, dass auf Booten über den Fluss in die Stadt kommt, ist die Nahrung und alles, was wir gewollt oder ungewollt zu uns nehmen. Die Bau-, Umbau- und Renovierungsarbeiten, alle anderen Tätigkeiten der Abstimmung, der Entscheidung, was wo in welcher Menge hergestellt wird, all dies ist die Stoffwechseltätigkeit, die in unserem Körper abläuft. Angefangen von der Arbeit der Sinnesorgane über das Herz-Kreislauf-System, von der Tätigkeit der inneren Organe über die der Nerven und des Gehirns werden alle Aktivitäten bis hinunter auf die Ebene der Zellen vom Stoffwechsel gesteuert.

Das Wasserstraßensystem in Megalopolis steht für 100.000 km Blutgefäße, von den größten Hauptgefäßen bis hin zu den winzigen Kapilläräderchen. Die Strömung des Flusses mit all seinen Nebenstraßen steht für die Bewegung des Blutes, der Lymphe und der anderen Körperflüssigkeiten. Auslöser für die Strömung sind der pumpende Herzmuskel und die arbeitende Muskulatur. Das Abfallentsorgungssystem sind die Körperflüssigkeiten, die nicht benötigte Stoffe mitnehmen und zu den entsprechenden Entgiftungsorganen oder Ausscheidungsorganen führen.

Die geschilderten Zusammenhänge zeigen, dass wir Menschen sehr viel dazu beitragen können, gesund zu bleiben oder sogar, dass es alleine von uns abhängt, ob wir gesund alt werden. Das einzige Problem besteht darin, dass viele Menschen nicht wissen, was sie tun können, um dieses Ziel zu erreichen. Viele denken, sie seien ihrem Schicksal, Krankheiten, Launen usw. ausgeliefert, müssten all dies nehmen, wie es kommt und über sich ergehen lassen. Deshalb ist mein Hauptanliegen, mit dieser BioTUNING Reihe aufzuklären, zu zeigen, was Sie tun können, um mit zielgerichtetem Verhalten Krankheiten gar nicht erst entstehen zu lassen.

BioTUNING zeigt wie Megalopolis gesund bleiben kann

Die Sache mit den Feinden von außen

Am Beispiel dieser Stadt wird auch sehr schnell klar, wie es sich mit Feinden von außen verhält. Ist meine Stadtmauer stark und funktionsfähig, haben es Krankheitserreger schwer, überhaupt hinein zu gelangen. Eine gesunde Haut ist die erste und wichtigste Abwehrschranke, um die unzähligen Viren und Bakterien aus dem Körper draußen zu halten. Haben sich Feinde eingeschlichen, so müssen sie erkannt und unschädlich gemacht werden. Genauso funktioniert es im Körper. Ein starkes Immunsy-

Essen sie Ihre Haut gesund: Der ganzheitliche Weg

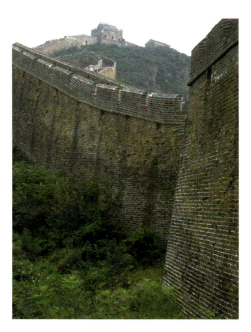

stem sorgt dafür, dass permanent Feinde identifiziert, und sobald entdeckt, unschädlich gemacht werden.

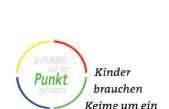

Kinder brauchen Keime um ein gesundes Immunsystem aufzubauen

An diesem Bild erkennen Sie deutlich, dass es niemals alleine um Krankheitserreger gehen kann. Ausschlaggebend ist immer das Kräfteverhältnis zwischen ihnen und der Fähigkeit des Körpers, sie unschädlich zu machen. Da wir normalerweise nicht darüber bestimmen können, mit welchen Stoffen wir im Alltag konfrontiert werden, liegt es nahe, dass wir unser Bemühen eher auf die Verteidigungsfähigkeit, also die Stärkung des Immunsystems konzentrieren sollten.

Es wird auch klar, warum es sehr gefährlich sein kann, den Körper durch entsprechende Maßnahmen an eine keimfreie Umwelt zu gewöhnen. Wie soll die Verteidigungsarmee von Megalopolis die Stadt schützen, wenn die Übung fehlt? Das ist der Grund, warum Kleinkinder instinktiv Schmutz und Erde in den Mund nehmen. Ein besseres Training für ein starkes Immunsystem gibt es nicht!

SO **FUNKTIONIERT** UNSERE **HAUT**

So wie der Körper als Ganzes funktioniert, weil unzählige Aktivitäten sich entfalten und gut abgestimmt ineinander greifen, so laufen auch die Vorgänge in der Haut ab. Sie ist das Bollwerk gegen Störungen von außen. Ist die Haut gesund, sorgt ein ausgeklügelter Verteidigungsplan für optimalen Schutz.

Die Vorgänge, die für unseren Körper als Ganzes wichtig sind, haben für das uns umhüllende Organ Haut die gleiche Funktion. Die Aufnahme der Stoffe, die unsere Haut benötigt, die Stoffwechselvorgänge, die sich in ihr abspielen und die Abgabe von Abfallstoffen, die entsorgt werden müssen, all das funktioniert nur dann optimal, wenn genügend Flüssigkeit vorhanden ist, die sich in Bewegung befindet. Stimmen diese Voraussetzungen, so kann die Haut ihre wichtigsten Funktionen als Schutz- und Immunorgan, Speicherorgan, Ausscheidungs- und Aufnahmeorgan sowie Sinnesorgan wahrnehmen.

Eine gesunde Haut ist wie ein Bollwerk

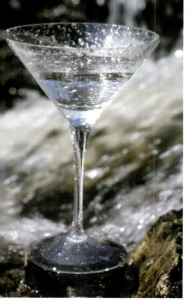

Ist die Haut gesund, so wird sie mit Krankheitserregern spielend fertig. Durch ihren Wasser-, Lipid- und Säuremantel bildet sie dann eine nur schwer zu überwindende Barriere. Das Bild der stabilen Stadtmauer von Megalopolis steht dafür. Wie bei einer Stadtmauer, die durch eine Vielzahl von Aktivitäten der verteidigenden Bewohner geschützt wurde, sind in der Haut eine Reihe von Hautzellen aktiv an der Abwehr und Bekämpfung von Krankheitserregern und chemischen Stoffen beteiligt.

Essen sie Ihre Haut gesund: Der ganzheitliche Weg

Gesunde Haut produziert etwa 2 Gramm Talg täglich, der durch die Haarfollikel an die Hautoberfläche gelangt, sich dort ausbreitet und die Haut mit einer Schutzschicht abschirmt. Der Hauttalg ist ein Teil des Wasser-Fett-Mantels. Er kann Feuchtigkeit binden oder abgeben und hält die Haut als natürlicher Feuchtigkeitsfaktor feucht und geschmeidig. Wird zuviel Talg produziert, erscheint sie fettig und glänzend. Zu wenig, lässt sie durch den entstehenden Wasserverlust trocken, spröde oder rissig werden und sie kann jucken oder schuppen. Da das Wasser für den Stofftransport eine wichtige Rolle spielt, wirkt sich der Feuchtigkeitsverlust verheerend aus. Dringend benötigte Stoffe gelangen nicht dorthin, wo sie gebraucht werden, die Umwandlung stockt und Abfall kann nicht mehr ausreichend hinausbefördert werden.

So funktionieren Immunzellen

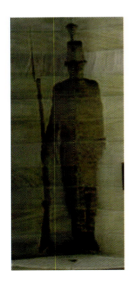

Die hornbildenden Zellen der Oberhaut bilden schützendes Hornmaterial und fungieren als Beobachtungsposten, die überwachen, was auf der Hautoberfläche passiert. Gelangen nun unerwünschte Eindringlinge in die Haut, läuft wie an der Stadtmauer von Megalopolis ein Alarmplan ab. An diesem Einsatz sind mehrere Abwehrzellen der Haut und des Blutes beteiligt. Die Beobachtungsposten, Keratinozyten genannt, setzen eine Substanz frei, durch die die T-Lymphozyten aktiviert werden. Das sind die Polizisten, die für Ordnung im Organismus sorgen. Sie kümmern sich darum, dass die passenden Antikörper in der richtigen Menge gebildet werden. Gleichzeitig werden die sogenannten Langerhans-Zellen aktiviert. Dies sind Fresszellen, die Krankheitserreger und andere Partikel einfach auffressen und anschließend verdauen. Dadurch erhalten sie wichtige Informationen über das Aussehen und die Kampfkraft der Erreger. Diese Daten werden an die entsprechenden Stellen weitergegeben.

Bei Patienten mit Neurodermitis stellt man meist eine Funktionsstörung und zahlenmäßige Verringerung der T-Lymphozyten fest. Dadurch kommt es bei ihnen vermehrt zu Infektionen durch Viren, Bakterien oder Pilze. Diese Infektionen verstärken natürlich die Symptome. Eine bestimmte Art der T-Lymphozyten sorgt dafür, dass die richtige Menge an IgE-Antikörpern gebildet wird. Da ihre Anzahl bei Neurodermitispatienten aber zu gering ist, können sie diese Aufgabe nicht korrekt erfüllen und es kommt zur Überproduktion der Antikörper. Wenn nun Allergene in den Körper eindringen und die Antikörperherstellung nicht richtig gesteuert wird, sondern überschießt, werden aus den Mastzellen bestimmte Substanzen - wie zum Beispiel Histamine - freigesetzt, die auf der Haut starken Juckreiz hervorrufen. Dadurch, dass der Betroffene sich an diesen Stellen kratzt, wird die Freisetzung von Histamin und ähnlichen Stoffen noch gefördert, neuer Juckreiz verbunden mit Rötung und Schwellung entsteht.

Unser Körper weiß was er tut – unsere Haut auch

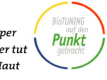

Sie sehen, dass die Natur in sehr langer Entwicklungsarbeit im Fall des Angriffs auf die Haut von außen entsprechende Verteidigungsmaßnahmen ersonnen hat. Diese Reaktionen sind Jahrmillionen lang bewährt und sehr ausgeklügelt und erfolgreich. Wäre das nicht so, gäbe es uns Menschen nicht - zumindest nicht in dieser Form. Wir können uns also beruhigt darauf verlassen, dass der Körper weiß, was er tut. Reagiert er wie im Fall der Neurodermitis auf diese Art und Weise, so wird er von uns durch jahrelanges Fehlverhalten dazu gezwungen. Unsere Aufgabe muss also darin bestehen, unserem Körper wieder dazu zu verhelfen, normal reagieren zu können. Indem wir ihm die Möglichkeiten und Umgebung bieten, die er braucht, um sich wieder heil machen zu können, wird die Neurodermitis als Symptom der Schieflage von selbst verschwinden. Wie wir vorgehen, was man tun kann, um das Ziel der Beschwerdefreiheit zu erreichen, darum wird es in den folgenden Kapiteln gehen.

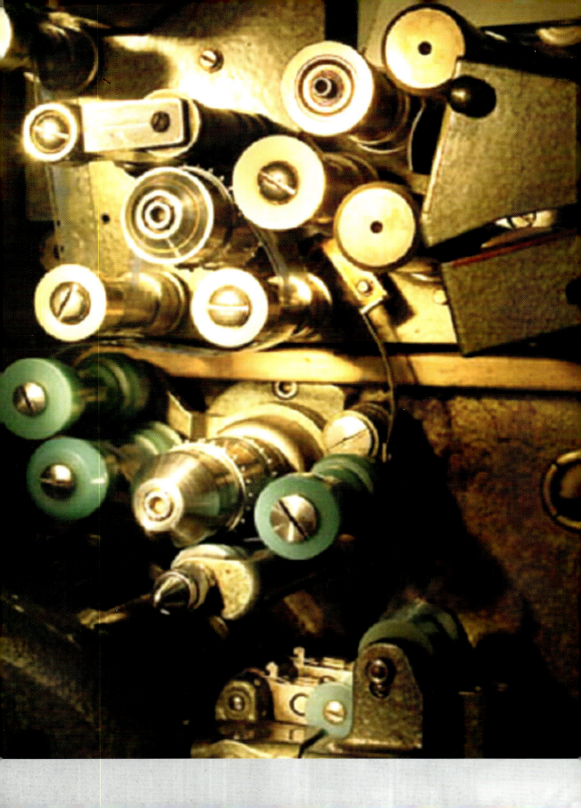

Essen sie Ihre Haut gesund: Der ganzheitliche Weg 53

DIE BioTUNING-THERAPIE FÜR NEURODERMITIS

Nur wer seinen Feind kennt kann ihn besiegen, wussten schon alte chinesische Generäle. Und nur wer seinen Freund kennt, kann ihm helfen, füge ich gerne ergänzend hinzu. Der erste Schritt besteht darin, alle verfügbaren Informationen zusammenzutragen. Daraus ergibt sich die Grundlage allen Handelns.

DIE BESTANDSAUFNAHME IHRER PERSÖNLICHEN SITUATION

Information ist alles und benötigt Zeit – die Anamnese

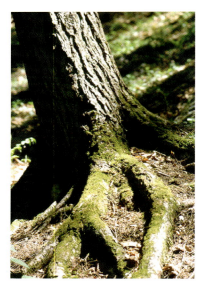

Die spezielle Situation des Betroffenen enthält alle Informationen, die ich als Ärztin benötige, um die Krankheit an ihren Wurzeln zu beseitigen. Genauer müsste man sagen, um Ihnen, dem Patienten genaue Anleitungen geben zu können, was Sie selbst beachten müssen und tun können, um das gemeinsame Ziel ihre Gesundung zu erreichen. Eigentlich geht es um Hilfe zur Selbsthilfe. Sie können nur dauerhaft gesund bleiben, wenn Sie die Verantwortung selbst übernehmen und die Verhaltensweisen, die wir gemeinsam herausfinden, aus eigener Überzeugung ändern und dann auch dabei bleiben. Ärzte sollten sich als Berater verstehen, die auf einem bestimmten Themengebiet mehr wissen als andere: Dem Gebiet der natürlichen Gesunderhaltung. Dieses Wissen holen sich die Patienten am besten schon ab, wenn sie noch keine Patienten sind. So war es im alten China. Ärzte wurden dafür bezahlt, dass ihre Anvertrauten gar nicht erst krank wurden. Passierte das doch, war der Arzt nicht gut und wurde, wenn der ihm Anvertraute eine wichtige Person war, sogar bestraft.

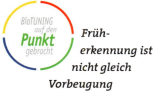

Früherkennung ist nicht gleich Vorbeugung

Soweit müssen wir ja nicht gehen. Aber die Beratung zur Vorbeugung sollte auch bei uns einen wesentlich höheren Stellenwert einnehmen. Vorbeugen ist besser als bohren. Das weiß jeder. Nur dass man bei jeder Krankheit vorbeugen kann und sie nicht einfach ohne Grund irgendwann auftaucht, ist den Menschen noch viel zu wenig bewusst. Vielleicht ist es ja auch ein bisschen unbequem oder sogar bedrohlich? Viele haben sich leider daran gewöhnt, behandelt zu werden und nicht selbst zu handeln. Es ist verlockend, die Verantwortung abzugeben. So braucht man

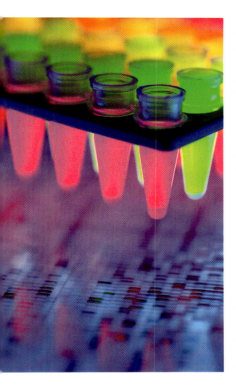

sich nicht zu kümmern, nicht aktiv zu werden und kann sich wehrlos dem sogenannten Schicksal überlassen. Zudem wird Vorbeugung heute oft mit Früherkennung verwechselt. Vielen Therapeuten wird dieser Unterschied erst bewusst, wenn man sie darauf hinweist.

So geht es bei der Anamnese also darum, herauszufinden, was der Betroffene alltäglich unwissentlich tut, damit die Neurodermitis bei ihm ausbrechen kann. Natürlich gibt es die genetische Veranlagung, dazu. Der eine hat sie mehr, der andere weniger. Niemand wird jedoch gesund oder krank geboren. Es gibt unendlich viele Nuancen der Veranlagung, die das Pendel in die eine oder andere Richtung ausschlagen lassen. So auch bei der erblichen Vorbelastung für Neurodermitis. Letztendlich geht es nur darum, dass sich der eine, der vorbelastet ist kaum Dinge erlauben kann, die zum Ausbruch der Krankheit führen. Der andere, bei dem dies wegfällt, sich viel mehr erlauben kann, bis dann irgendwann die Haut reagiert. Oder statt auf die Haut schlägt es auf ein inneres Organ. Wo ist der Unterschied?

All diese Faktoren, von der Erbanlage über Ernährungs- und Lebensgewohnheiten, zeitliche Zusammenhänge, selbst erkannte auslösende Faktoren sowie psychisch-soziale Ursachen werden abgefragt. Dadurch entsteht aus vielen, zunächst scheinbar unzusammenhängenden Puzzleteilen ein immer genaueres Bild. Dies braucht natürlich Zeit und Ruhe und ist in der durch die Abrechnungsmodalitäten erzwungenen Hektik einer Kassenarztpraxis nicht zu erfüllen.

Mikronährstoffstatus – was Sie haben und was Ihnen fehlt

Mikronährstoffe, das sind Vitamine, Mineralien und Spurenelemente, die in vergleichsweise geringen Mengen vom Körper selbst hergestellt oder von außen über die Ernährung zugeführt werden müssen. Wir kennen bereits viele von ihnen. Es gibt jedoch eine weitere Gruppe von Mikronährstoffen, die sogenannten sekundären Pflanzenstoffe. Man vermutet, dass mehr als 20.000 verschiedene in der Natur vorkommen, hat aber bis heute nur einen kleinen Teil von ihnen aufspüren können. Die sekundären Pflanzenstoffe sind von mindestens ebenso großer Bedeutung für unsere Gesundheit wie die bisher bekannten Vitamine, Mineralien und Spurenelemente.

Warum sind diese kleinsten Stoffe von solch großer Bedeutung? Kurz gesagt: Ohne sie funktioniert nichts. Sie übernehmen in jeder einzelnen Zelle spezielle Aufgaben, wie beispielsweise die Kontraktion von Muskelfasern, Impulsübertragungen von Nervenzellen oder die Herstellung von Hormonen. Diese kleinsten Teilchen werden ständig während der Zellarbeit verbraucht und müssen deshalb immer wieder neu zur Verfügung gestellt werden. Eine optimale Versorgung ist aber aufgrund unserer modernen Eßgewohnheiten und auch Lebensgewohnheiten nicht mehr sichergestellt. Die daraus entstehenden Defizite führen zu fehlerhaften Stoffwechselabläufen, aus denen sich je nach Mangel die unterschiedlichsten Krankheiten entwickeln können.

Die kleinsten Stoffe mit der großen Wirkung: Viamine und Co.

Deshalb ist es gerade bei Neurodermitis und Psoriasis unerlässlich, den Mikronährstoffstatus durch eine Blutuntersuchung überprüfen zu lassen. Solch ein Mikronährstoffstatus, der nur in speziell darauf eingestellten Laboratorien erhoben werden kann, gibt einen genauen Überblick über die zu wenig vorhandenen oder ganz fehlenden Nährstoffe.

Das was den Darm verlässt gibt Aufschluss über sein Innenleben

Darm gesund – Mensch gesund. Dieser Zusammenhang wird in der naturheilkundlichen Literatur immer wieder beschrieben. Das hat seinen guten Grund. Denn der Verdauungstrakt - angefangen vom Mund über die Speiseröhre hinunter zum Magen, der Dünndarm und dann der Dickdarm - ist die schon weiter oben beschriebene Röhre, die sich wie ein Schlauch durch den ganzen Körper zieht und deren Innenraum eigentlich zur Außenwelt gehört. In diesem Schlauch wird die feste und flüssige Nahrung verarbeitet und im unteren Bereich der Austausch der Stoffe vorgenommen, die vom Körper aufgenommen werden und die der Körper ausscheidet. Ergänzt wird dieses Austauschsystem der Stoffe durch die Lunge, die gasförmige Stoffe aufnimmt und ausscheidet und die Haut, über die feste, flüssige und gasförmige Stoffe ausgetauscht werden können.

Dadurch wird sofort klar, warum ein gesunder, gut funktionierender Darm so eng mit der Gesundheit der Haut in Verbindung steht. Wenn Nährstoffe, die für die Haut lebensnotwendig sind, wegen einer gestörten Darmfunktion nicht in ausreichender Menge in den Körper gelangen können, obwohl sie mit der Nahrung zugeführt werden, kann sich die Haut nicht regenerieren. Da wir uns aber permanent häuten, weil die äußerste Schicht immer wieder durch Umweltbelastungen angegriffen und abgenutzt wird, fehlt schnell der Nachschub.

Wenn Stoffwechselabfallprodukte oder Giftstoffe, die wir durch schlechte oder ungeeignete Nahrung zu uns genommen haben, den Körper über den Darm nicht mehr verlassen können, sucht der Körper andere Wege, auf denen er sich ihrer entledigen kann – nämlich die Haut. Dass durch unterschiedliche Erbanlagen die einen besser dazu als andere in der Lage sind, steht auf einem anderen Blatt. Insofern kann es sogar von Vorteil sein, wenn die Haut reagiert und diese Funktion mit übernimmt. Es gibt die Auffassung, dass Neurodermitiker von anderen schweren Krankheiten wie beispielsweise Krebs deswegen weniger betroffen sind, weil das Ventil Haut verhindert, dass sich zu viele Stoffwechselabfälle im Körper ansammeln können.

Bei gestörten anderen Entgiftungsorganen kann die Haut zum Notventil werden

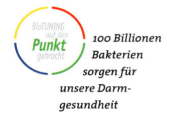

100 Billionen Bakterien sorgen für unsere Darmgesundheit

Ein dritter wesentlicher Faktor ist die Wichtigkeit des Darms für das Immunsystem des Menschen. Das Immunsystem ist zu 85 Prozent im Darm angesiedelt. Von ausschlaggebender Bedeutung dafür ist die Darmflora. Ist sie gesund, so tummeln sich hier über 400 verschieden Arten Darmbakterien. Insgesamt sind es 100 Billionen, also fast doppelt so viele wie wir Körperzellen haben. Packt man sie zusammen so würde man ca. vier Päckchen Butter bekommen, die ein Kilogramm wiegen.

Diese Bakterien erfüllen viele Funktionen. Sie neutralisieren Giftstoffe, sie verstoffwechseln bestimmte Nahrungsbestandteile so, dass sie erst für uns verfügbar werden und sie fungieren als kleine Fabriken, die für uns notwendige Stoffe herstellen, zum Beispiel Vitamine.

Sie können uns vor vielen Dingen schützen, die uns schaden: Umweltgifte, Pflanzenschutzmittel, krankmachende Viren, Bakterien, Pilze oder Nahrungsmittelallergene. Gegen all diese Störenfriede bilden sie im Darm eine Barriere, der dadurch zur Schutzmauer wird. So wie unsere Haut, die uns von außen umgibt und schützt.

Durch viele schlechte Einflüsse, wie unpassende Ernährung oder unverantwortlichen Gebrauch von Antibiotika, kann sich die Darmflora so verändern, dass sie nicht nützt sondern sogar unserer Gesundheit schadet. Pilze können sich ausbreiten, die Darmfunktion kann abbauen. Soweit, dass sich über Jahre immer mehr Altkot im Darm ansammeln kann, der den Austausch von Nährstoffen in den Körper hinein und von Abfallstoffen aus dem Körper hinaus immer mehr verhindert. Das kann soweit gehen, dass Betroffene jahrelang eine Mülldeponie mit sich herumtragen, die permanent den Körper vergiftet, Energie entzieht oder Krankheiten entstehen lässt. Wenn die Darmfunktion aufgrund dieser Belastungen immer mehr nachlässt, führt dies dazu, dass man nicht mehr wie eigentlich vorgesehen zwei- oder gar dreimal täglich sondern nur noch alle paar Tage Stuhlgang hat. Ein Alarmzeichen, dass man keinesfalls durch den Gebrauch von Abführmitteln überspielen darf.

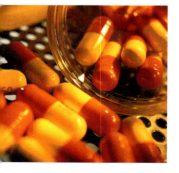

Die Untersuchung spezieller Stuhlparameter und der Aktivität des darmansässigen Immunsystems in darauf spezialisierten

Laboratorien ist wesentlich, um die Darmgesundheit einschätzen zu können und nachzuvollziehen, welchen Anteil der Darm am Ausbruch der Neurodermitis hat.

Übersäuerung: Fehlende Basen sind die Basis vieler Krankheiten

Leider hat das Wort Übersäuerung immer noch für viele Menschen nur etwas mit der Magenübersäuerung zu tun. Dabei ist das Problem der Übersäuerung der Körperflüssigkeiten und des Bindegewebes ein fundamentales Problem, das für viele Krankheitsbilder mit verantwortlich ist. Für viele Krankheitsbilder deswegen, weil es eigentlich nur eine Grundkrankheit gibt: Eine Stoffwechselsituation, die aus dem Lot geraten ist. Ich hatte es schon zuvor am Beispiel der Stadt Megalopolis eingehend beschrieben. Stellen Sie sich vor, dass das Wasser in der Stadt übersäuert ist und alles was mit ihm in Berührung kommt gefährdet. Natürlich muss das unterbunden werden, sonst wird die Substanz der Stadt und die Gesundheit aller Menschen, die dieses Wasser trinken, langsam aber sicher zerstört.

Oft wird das Thema der Gewebeübersäuerung auch mit der Gesundheit unserer Knochen und Zähne in Verbindung gebracht. Dies deswegen, weil Knochen und Zähne Mineralsalze enthalten, die die sauren Bestandteile so abpuffern, also neutralisieren, dass das aus den Fugen geratene Gleichgewicht wieder hergestellt wird. Der Körper greift natürlich massiv da ein, wo die Gefährdung am größten ist: Dies ist beim Blut der Fall. Hier toleriert er keinerlei Abweichungen vom gesunden ph-Wert. Sobald Veränderungen drohen, ergreift er alle zur Verfügung stehenden Maßnahmen.

Übersäuerung puffert der Körper mit Mineralien aus Knochen und Zähnen

Die direkteste ist, dass Kalzium aus den Knochen und Zähnen freigesetzt wird. Deshalb leiden viele Menschen unter der Entmineralisierung der Knochen, Osteoporose genannt. Die bei den meisten Menschen mit zunehmendem Alter einhergehende Übersäuerung hat mehrere Ursachen. Die bei uns verbreitete Ernährungsweise steht dabei an vorderster Stelle. Unser Körper ist nicht darauf eingestellt, tierische Eiweiße wie Fleisch, Fisch, Wurst, Milch, Quark, Käse oder Eier in diesen heute üblichen großen Mengen zu ver-

Essen sie Ihre Haut gesund: Der ganzheitliche Weg

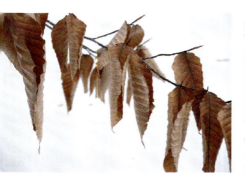

zehren. Dies ist auch der Grund dafür, dass selbst Vegetarier, die viele Milchprodukte zu sich nehmen, Probleme mit der Gesundheit ihrer Zähne und Knochen haben. Die Übersäuerung des Körpers wirkt sich auf alle Prozesse aus, die im Körper ablaufen. Die Gefährdung ist immens, wird aber leider immer noch unterschätzt oder sogar nicht ernst genommen.

Aber bezogen auf die Neurodermitis kommt noch ein spezieller Effekt hinzu. Man weiß inzwischen, dass durch zunehmende Übersäuerung das Bindegewebe des Körpers immer mehr in Mitleidenschaft gezogen wird. Es wird zäh und brüchig. Das betrifft alle Faszien, darunter versteht man Bindegewebshüllen, die sich durch den ganzen Körper ziehen, ebenso wie Sehnen und Bänder, die Bindegewebsanteile der Muskeln und eben auch - die Haut.

Aus diesem Grund ist es zwingend notwendig, den Grad der Übersäuerung zu bestimmen. Die Methode, den ph-Wert des Urins zu messen, kann hierbei nur erste Anhaltspunkte liefern. Genaueren Aufschluss über den vorhandenen Grad der Übersäuerung bekommt man über Verfahren, die gezielt den Wert der Gewebeübersäuerung bestimmen.

Nahrungsmittelunverträglichkeiten: Nahrung als Heilmittel

Das Thema der Ernährung wird in einschlägigen Kreisen, aber auch unter Laien, heiß und sehr kontrovers diskutiert. Ich staune immer darüber, mit welcher Selbstsicherheit Menschen, die außer täglich zu essen, keinerlei tiefergehendes Wissen zu diesem Thema haben, gängige bis völlig abstruse Thesen so inbrünstig verteidigen, als hinge ihr Leben davon ab. Aber auch Spezialisten oder selbsternannte Ernährungspäpste glänzen mit völlig abwegigen, lebensfernen Vorschlägen.

Dabei ist das Problem, welches die für den Menschen beste, also die Gesundheit fördernde Nahrung ist, einfach erklärt. Es gibt so viele verschiedene optimale Ernährungsweisen, wie es Menschen gibt! Das bedeutet: Sobald Ihnen jemand erzählt, dies oder das sei die beste Art sich zu ernähren, hat er sich eigentlich schon selbst disqualifiziert. Der Hintergrund ist einfach zu verstehen. Es gibt so viele unterschiedliche Abstammungslinien, denen über lange Zeiträume unterschiedliche Nahrung zur Verfügung stand, dass man von der für alle gleich gut geeigneten Ernährung nicht sprechen kann. Allgemeine Ernährungsrichtlinien können allenfalls grobe Annäherungen an die individuell optimale Ernährungsweise sein.

Lass deine Nahrung dein Heilmittel sein

Aber wie hat das über Jahrmillionen hinweg funktioniert? Woher wussten die Menschen und ihre Vorfahren, was sie am besten zu sich nehmen sollten? Um diese Frage zu beantworten, schauen wir doch am besten in der Natur nach. Dort ernähren sich die Tiere heute immer noch so wie unsere Vorfahren das taten. Was Tiere essen, hängt von zwei Faktoren ab. Der erste ist die Vielfalt dessen, was zur Verfügung steht. Der zweite ist die persönliche Auswahl, die aus dem Angebot getroffen wird. Entscheidend für die Auswahl ist der Geruch und in zweiter Linie der Geschmack der Nahrung. Beide Sinne wurden im Lauf der Evolution so programmiert, dass mit dem Verlangen nach einem bestimmten Geruch und Geschmack die Nahrung immer so ausgewählt wurde, dass genau die Nährstoffe gegessen wurden, die der Organismus am meisten benötigte. Der bekannte Satz: Lass deine Nahrung dein Heilmittel und dein Heilmittel deine Nahrung sein, bekommt so einen realen Hintergrund. Es gibt heute noch eine Ernährungsrichtung, die sogenannte Instinktotherapie, deren Anhänger Ihre Nahrung mit beiden genannten Sinnen auswählen. Leider scheitert die Umsetzung in der Realität meist daran, dass immer streng naturbelassene Nahrungsmittel in großer Auswahl zur Verfügung stehen müssen. Naturbelassen deshalb, weil der Ernährungsinstinkt ausschließlich dann funktioniert wenn die Nahrung weder erhitzt noch industriell verarbeitet wird. In großer Auswahl deshalb, weil das Angebot so breit gefächert sein muss wie die Natur es bietet.

Dass unser Körper weiß, was zu jedem Zeitpunkt die beste und notwendige Nahrung für ihn ist, zeigt sich aber nicht nur über den Geruch- oder Geschmackssinn. Wie schon im „Leichter leben – Buch" beschrieben, reagiert der Organismus auch über die soge-

Unser Körper reagiert auf gute oder schlechte Nahrung

nannte Körperpolizei, die weißen Blutkörperchen. Je weniger er eine Nahrung toleriert, desto mehr dieser Gesundheitspolizisten tummeln sich in der Blutbahn. Gleichzeitig steigt die Herzfrequenz an, der Körper richtet seine Abwehrmechanismen auf die Belastung durch ungewollte Moleküle aus, mit denen er jetzt fertig werden muss. Doch es laufen noch viele andere Reaktionen ab, die sich in den verschiedensten Parametern wiederspiegeln.

Wir haben es also mit zwei gleichzeitig ablaufenden Prozessen zu tun, die den Körper schädigen oder zumindest in seinen Funktionen behindern. Dadurch, dass wir Nahrung nicht nach unseren jeweils aktuellen körperlichen Bedürfnissen ausrichten, kommt es zu Mängeln an Nährstoffen und Mikronährstoffen wie Vitaminen, Mineralien, Spurenelementen und sekundären Pflanzenstoffen. Unser Körper und natürlich die Haut sind unterversorgt. Gleichzeitig führen wir ihm Stoffe zu, die ihm schaden, die er nicht kennt oder die er nicht verwerten kann. Diese Stoffwechselabfallprodukte, Gifte, Schwermetalle, Düngemittelrückstände, industrielle Nahrungsmittelzusätze, alles Materialien an die wir genetisch nicht angepasst sind, bedrängen unseren Körper immer mehr. Irgendwann ist das Fass voll und der Körper beginnt sich gegen alles zu wehren, auch gegen eigentlich harmlose Blütenpollen, Hundehaare oder gar Äpfel. Dazu kommt die Funktion der Haut als Entgiftungsorgan. Abfälle, die der Körper nicht mehr auf normalem Weg entsorgen kann, schleust er über die Haut aus.

Diese Abwehrreaktionen können beispielsweise im Blut am Vorhandensein von bestimmten Verbindungen festgestellt werden. Man unterscheidet dann verschiedene allergische Reaktionen. Viele sind bekannt und werden von den herkömmlichen Untersuchungsmethoden erfasst. Aber deren Ergebnis ist meist nur eine Bestätigung dessen, was die Betroffenen aus eigener Erfahrung schon wissen. Viel interessanter sind die versteckten Allergien und die Nahrungsmittelunverträglichkeiten. Letztere werden von einem speziellen Testverfahren erfasst, anhand dessen man ca. 200 verschiedene Nahrungsmittel daraufhin untersuchen kann, ob unser Körper sie momentan benötigt oder ablehnt. Als Ergebnis bekommt man eine genaue Aufschlüsselung, in der die Verträglichkeit von 0 bis 100 Prozent exakt angegeben ist. Dieser Test kann ersatzweise den nicht mehr einsetzbaren Ernährungsinstinkt ersetzen. Bei Vermeidung der vom Körper abgelehnten Nahrung und Konzentration auf die erstrebte, entspannt sich der über die Haut entzündlich reagierende Körper immer mehr.

Oxidativer Stress : So rosten wir innerlich

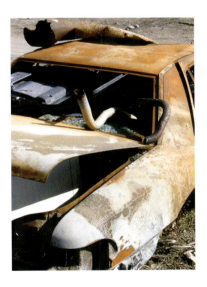

In jeder Zelle des Menschen existieren bis zu 2000 Heizkraftwerke. In ihnen werden 90 Prozent unserer Energie durch Verwendung von Sauerstoff erzeugt. Dabei entstehen sogenannte freie Radikale, die spezielle Aufgaben erfüllen. Sie helfen bei der Zerstörung von Viren und anderen „Angreifern". Um diese Aufgabe effektiv erfüllen zu können, sind sie hochaggressiv. Ein gewisses Übermaß von ihnen wird von den sogenannten Antioxidantien neutralisiert, damit kein Schaden angerichtet wird. Zu diesen Antioxidantien gehören Vitamine, Mineralstoffe, Spurenelemente, Enzyme sowie die sekundären Pflanzenstoffe und das weiter oben erwähnte Glutathion.

Gerät dieses Gleichgewicht durch unsere heutige Lebensführung und Ernährung aus der Balance, entstehen immer mehr freie Radikale, die nicht mehr unschädlich gemacht werden können. Auslösende Faktoren sind Streß, Umweltbelastungen, Elekrosmog, chronische Erkrankungen, Tabakkonsum, Alkohol sowie Unglück, Existenzängste und ähnliche negative Gefühle. Zu viele freie Radikale zerstören unsere Zellen von innen und außen. Das kann soweit gehen, dass das Erbgut angegriffen wird. Dadurch mindert sich die Qualität unserer Zellerneuerung. Gerade die Fähigkeit, kranke Zellstrukturen abzustoßen und durch neue, gesunde Zellen zu ersetzen ist aber unerlässlich für den Heilungsprozess der durch Neurodermitis geschädigten Haut.

Antioxidantien verhindern dass wir innerlich rosten

Der oxidative Stress ist eine Kennzahl, mit der die Belastung unseres Körpers mit freien Radikalen gemessen werden kann. Daher ist dieser Zustand in die Bestandsaufnahme unbedingt einzubeziehen.

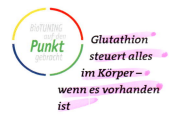

Glutathion steuert alles im Körper – wenn es vorhanden ist

Glutathion: Der Kapitän, der die Gesundheit aller Zellen steuert

Viele Stoffe sind nötig, damit in unserem Körper alles bestens funktionieren kann. Makronährstoffe, die in Eiweiße, Fette und Kohlenhydrate eingeteilt werden. Mikronährstoffe, also Vitamine, Mineralien, Enzyme, Spurenelemente und sekundäre Pflanzenstoffe usw. Sie alle haben wichtige Funktionen in unserer Megalopolis. Aber ein Stoff sticht heraus: Das Glutathion. Ihm wird noch lange nicht die Aufmerksamkeit zuteil, die er eigentlich verdient. Dabei ist er die Basis aller geregelten Abläufe in unserer Stadt. Es gibt in der Natur keinen vergleichbaren Wirkstoff, der auch nur annähernd effektiv die Übertragung von Information und Energie in biologischen Systemen steuern kann. Er harmonisiert den biologischen Elektronenfluss und sorgt dafür, dass der Zellaufbau nie hinter dem Abbau von Zellen zurückbleibt. Der intrazelluläre Glutathionspiegel ist damit ein direktes Maß für Vitalität, Gesundheit und Alterungszustand jeder einzelnen der über 60 – 80 Billionen Zellen.

Er reguliert die Zellteilung, hilft bei der Reparatur schadhafter Gene, macht Zellgifte unschädlich, erhöht die Aktivität der Abwehrzellen, wirkt als Gegenspieler der Oxidation durch freie Radikale, hemmt Tumorwachstum, indem er für den normalen programmierten Ablauf des Zellsterbens sorgt. Wegen letzterem bin ich sicher, dass wir in Zukunft noch sehr viel über das Glutathion in Zusammenhang mit biologischen Methoden der Krebsbehandlung hören werden.

Da es durch die steuernde Funktion an allen Stoffwechselprozessen beteiligt ist, sollte bei der Behandlung der Neurodermitis unbedingt abgeklärt werden, ob genug dieser Moleküle, die normalerweise vom Körper aus bestimmten Nahrungsbestandteilen synthetisiert werden, im Organismus vorhanden sind.

Die Bestandsaufnahme Ihrer persönlichen Situation

Gerade wenn großflächig veränderte Haut regenerieren soll, kranke Hautzellen abgestoßen werden und gesunde neue Hautzellen nachwachsen sollen, kommt es auf die bestmögliche Steuerung dieser Vorgänge an.

Homocystein, bitte unter Kontrolle halten

Homocystein: So wichtig, aber wenig beachtet

Es gibt noch einen Stoff, der unsere Aufmerksamkeit verdient, aber leider bisher viel zu wenig beachtet wird. Eine Aminosäure namens Homocystein. Sie erfüllt ihre zugedachte Aufgabe im Stoffwechselsystem des Menschen, wenn sie im normalen Mengenverhältnis vorhanden ist. Fehlen aber bestimmte Vitamine wie B6, B12 oder Folsäure, ist sie im Übermaß vorhanden. In diesem Fall entwickelt sie äußerst unangenehme Eigenschaften. Die schlimmste ist, dass sie die Gefäßwände angreift und damit vermutlich weit mehr zu Herz-Keislauf-Erkrankungen beiträgt als Cholesterin oder ähnliche vermutete Verursacher. Im schlimmsten Fall trägt sie also zu Herzinfarkt, Thrombosen, Lungenembolie oder Hirnschlag bei.

Weniger spektakulär, aber auf Dauer ebenso gefährlich, ist der Effekt der Durchblutungsstörungen. Das macht auch die Wichtigkeit dieser Aminosäure für unsere Bestandsaufnahme bei Neurodermitis aus. Welche Wege nutzt der Stoffwechsel, um all das zu transportieren, was zu den Zellen hingelangen muss und um alle Abfälle zu den Entgiftungs- und Ausscheidungsorganen zu transportieren? Natürlich die Gefäße. Die größten als Autobahnen bis zu den kleinsten Kapillargefäßen, den Wegen bis zur Haustür. Besonders wichtig für die Haut, die sich regenerieren möchte ist, dass auch alle Werkzeuge und alles Baumaterial dort ankommen, wo sie gebraucht werden.

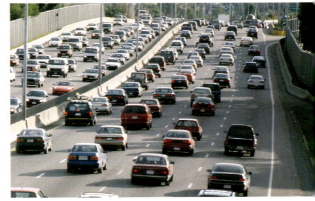

Das gängige Blutbild: Hilft uns hier nicht weiter

Jeder von Ihnen kennt die gängige Routine-Blutuntersuchung. Darin werden pauschal eine größere oder kleinere Menge an Parametern erfaßt, bei denen man davon ausgeht, dass sie bei schwereren Krankheitsbildern verändert sind und einen Hinweis darauf geben, wie mit der Krankheit umzugehen ist. Hauptsächlich wird der Zustand der roten und weißen Blutkörperchen untersucht. Leider gibt es die unterschiedlichsten Krankheitsbilder, bei denen keiner dieser Werte so deutlich verändert wäre, dass man Rückschlüsse auf die Therapie ableiten könnte. Das kann teilweise soweit gehen, dass Patienten, die sich krank fühlen und bei denen auch erweiterte Blutuntersuchungen keine Ergebnisse zeigten, unterschwellig vermittelt bekommen, dass sie „eigentlich" gesund sind und sie sich die Symptome einbilden.

Auch bei der Neurodermitis geben diese pauschalen Blutuntersuchungen so gut wie nie Aufschluss über den Hintergrund oder die Ursache der Erkrankung. Man kann sie getrost durchfühen, darf sich aber nicht zuviel davon versprechen.

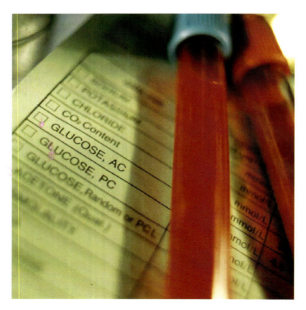

In meinem BioTUNING-Konzept konzentriere ich mich deswegen auf die Untersuchungen und Werte, die im direkten Zusammenhang mit den Ursachen für diese Krankheit stehen können.

DIESE BAUSTEINE FÜHREN SIE AUS IHRER KRANKHEIT

Nach der ausführlichen Bestandsaufnahme haben wir die Basis für die individuell zugeschnittene beste Vorgehensweise. Nun kann ein Plan erstellt werden, der genau an den Ursachen ansetzt, die beim jeweiligen Patienten zum Ausbruch der Krankheit führten. Ist die Haut gesund, sorgt ein ausgeklügelter Verteidigungsplan für optimalen Schutz.

Jede ganzheitliche Therapie berührt 3 Ebenen

Jede Therapie, die dem ganzheitlichen Sein des Menschen gerecht werden möchte, muss auf drei Ebenen ansetzen: Der Psyche, der Ernährung und der Bewegung. Spätestens seit dem durch unterschiedliche Forschungen – unter anderem des Japaners Emoto, einer der ersten dem es gelang, anhand von Fotos gefrierender Wasserkristalle zu beweisen, dass Wasser Informationen tragen kann – nachgewiesen wurde, dass Wasser programmierbar ist, wissen wir, dass die inzwischen sogar schulmedizinisch akzeptierte Psychoneuroimmunologie nur ein sehr kleiner Teil der Zusammenhänge zwischen Körper und Geist erklärt. In der Psychoneuroimmunologie weiß man, dass psychische Zustände wie Gefühle und Stimmungen deutliche Auswirkungen auf das Immunsystem haben. Diese Einflüsse werden therapeutisch genutzt, um auf das Immunsystem positiv einzuwirken. Wenn wir uns vergegenwärtigen, dass unser Immunsystem letztlich alle Ebenen unseres Körpers betrifft wird klar, dass die psychischen Faktoren ebenfalls alle anderen körperlichen Ebenen beeinflussen.

Unglaublich aber wahr: Wasser ist programmierbar

Unter Ernährung verstehe ich alles, was sich der Mensch aktiv von außen zuführt oder unwissentlich aufnimmt. Dazu gehören feste, flüssige und gasförmige Stoffe, aber auch Strahlung und elektrische Felder. Unsere Ernährung spielt hierbei eine besondere Rolle.

Die Anzahl der Fremdmoleküle, die durch das was wir essen und trinken in unseren Körper gelangen, ist so groß, dass auch der daraus folgende Einfluss gewaltig ist. Sich bewusst zu machen, was, auf welchen Wegen mit oder ohne Absicht in unseren Körper gelangt, was ihm am besten tut oder ihm schadet, spielt für unsere Gesundheit und das Heilen von Krankheiten eine wesentliche Rolle. Wobei wir immer daran denken müssen, dass nicht Nahrung den Körper heilt, sondern gute Nahrung die Baustoffe und Werkzeuge zuführt, die er benötigt, um sich selbst zu heilen.

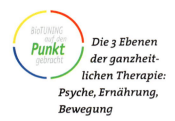

Die 3 Ebenen der ganzheitlichen Therapie: Psyche, Ernährung, Bewegung

Zusätzlich zur Materie aus, der die Nahrung besteht, ist diese immer auch Träger von Information, also Schwingung.

Die letzte aber nicht die unwichtigste Komponente ist die Bewegung. Die Bedeutung der Bewegung für den Menschen wird heute noch völlig unterschätzt. Die meisten denken vor allem an Muskeln und Kreislauf. Sicherlich sind das wichtige Stichworte. Mindestens ebenso wichtig, wenn nicht bedeutender für unser ganzes Sein ist die biophysikalische Energetisierung durch Bewegung, bei der die Knochen eine wichtige Rolle spielen. Die äußere Bewegung führt zur inneren Bewegung bis hinunter auf Zellebene. Ist sie eingeschränkt, hungern unsere Zellen und ersticken im Abfall.

Es geht immer um Aufnahme, Verstoffwechslung und Ausscheidung

Wie schon im Kapitel über die Entstehung der Krankheiten einleitend beschrieben, gibt es letztlich nur eine Ursache für gestörte Gesundheit: Ein in irgendeiner Weise gestörter Stoffwechsel. Kommen Baustoffe, Werkzeuge oder Schwingungen, die benötigt werden in zu geringer Menge in den Körper oder störende in zu großer, dann stimmen die Voraussetzungen, aus denen sich der Körper bedienen kann, nicht. Die betroffenen Abläufe sind gestört und können nicht stattfinden. Oder aber minderwertige Ersatzstoffe werden benutzt und führen zum Aufbau kranker Strukturen. Vielleicht zieht der Körper Baustoffe aus anderen

Stellen, beispielsweise den Knochen ab, um so überhand nehmende Säuren abzupuffern, weil Basen aus der Nahrung fehlen.

Die Verstoffwechslung ist der Prozess, durch den alle Um- und Abbaumaßnahmen, Herstellprozesse, und Reparaturmaßnahmen beschrieben werden. All diese Abläufe können nur optimal funktionieren, wenn die benötigten Materialien auch dorthin gelangen können, wo sie gebraucht werden. Um das bewerkstelligen zu können, benötigt unser Körper ausreichend Wasser, Bewegung der Körperflüssigkeiten und Energie, damit die biochemischen Prozesse ablaufen können.

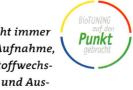

Es geht immer um Aufnahme, Verstoffwechslung und Ausscheidung

Der letzte Teil, die Ausscheidung, stellt sicher, dass all das, was der Körper nicht mehr benötigt, was ungewollt hineinkam, was ihm schadet und beim Prozess des Stoffwechsels an Abfallprodukten entstand wieder hinausgelangen kann. Wie in Megalopolis muss jeder Bürger, jeder Haushalt, jede Fabrik und jeder Stadtteil den Unrat durch ein ausgeklügeltes Müllbeseitigungssystem loswerden können. Dazu gibt es Mülleimer, Mülltonnen, Zwischenlager, Müllautos und entsprechende Ausgänge, aus denen der Abfall die Stadt verlassen kann. Geschieht das nur eingeschränkt, lagert sich Müll in den Wohnungen und Straßen an. Dies behindert den Transport und die freie Bewegung immer mehr. Die Versorgung wird schlechter, bestimmte Vorgänge können nur noch eingeschränkt stattfinden, irgendwann kommen sie in Teilbereichen ganz zum Erliegen. Im menschlichen Körper führt das zu Kalkablagerungen im Gehirn oder in Gelenken und Muskeln, Engpässen in der Sauerstoffversorgung, Ablagerungen in Blutgefäßen bis hin zum völligen Verschluss oder Ansammlungen von Altkot im Dickdarm, wodurch der natürliche Stuhlgang irgendwann zum Erliegen kommt und vieles andere mehr.

Das Ziel: Gesunde Haut

Das Ziel all unserer Bemühungen ist eine gesunde Haut, in der Sie sich wohlfühlen. Der Weg dorthin beginnt bei Ihrer persönlichen Ausgangsposition. Die Basis dieser Ausgangsposition ist ihre genetische Veranlagung, die ihnen Ihre Vorfahren mitgegeben haben. Glauben Sie aber nicht, die Erbanlagen seien über Generationen festgelegt und nicht veränderbar. In der Natur-

Essen sie Ihre Haut gesund: Der ganzheitliche Weg

heilkunde weiß man, dass Ernährungsfehler, die über zwei Generationen hinweg durchgeführt wurden, das Erbgut negativ verändern können. Wir sollten uns also bewusst sein, dass die Gesundheit unserer Kinder, Enkel und Urenkel durch uns positiv oder negativ beeinflusst werden kann.

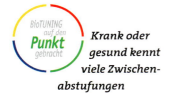

Krank oder gesund kennt viele Zwischenabstufungen

Jedenfalls ist unsere persönliche Ausgangsposition die Erbmasse, die unsere Eltern uns mitgegeben haben. Die Veranlagung, über die Haut zu reagieren, zu Neurodermitis oder Psoriasis zu neigen, kann also mehr oder weniger vorhanden sein. Letztendlich kommt es nun darauf an, was Sie daraus machen. Sind Sie erblich vorbelastet, leben aber überdurchschnittlich gesund, können Sie symptomfrei sein. Ein anderer, der erblich weniger vorbelastet ist, seinem Körper aber ungute Lebensgewohnheiten zumutet, kann hingegen die entsprechenden Symptome entwickeln. Es geht nie um den Gegensatz gesund oder krank. Zwischen diesen beiden Extremwerten, die auch noch genau definiert werden müssten, liegen unendlich viele Zwischenzustände. Auch beim Krankheitsbild Neurodermitis gibt es alle Abstufungen. Es gibt Menschen, die selten gereizte Hautstellen bekommen, andere klagen öfter, andere haben permanent wenige befallene Stellen, andere leiden an größeren befallenen Stellen, wieder andere sind großflächig betroffen. Und diese Zustände sind nicht unveränderlich sondern schwanken. Schon daran erkennt man, dass es Einflussgrößen gibt, die den ererbten Zustand zum positiven oder negativen hin verändern können.

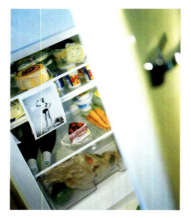

Bis heute haben Sie diese Veränderungen passiv hinnehmen müssen, weil Sie sich Ihrer Möglichkeiten, darauf Einfluss zu nehmen, vielleicht nicht bewusst waren. Es war also bisher eher dem Zufall überlassen, ob Sie das Entstehen oder die Gesundung der Hautkrankheit begünstigten. Nun geht es darum, die Auswirkungen bestimmter Lebens- und Ernährungsgewohnheiten gezielt so zu verändern, dass die Symptome der Neurodermitis oder Psoriasis abklingen und letztendlich möglichst ganz verschwinden.

Zum größten Teil können Sie das mit Maßnahmen erreichen, die Sie selbst anwenden. Meine Aufgabe sehe ich darin, Ihnen das Wissen zu vermitteln, Ihnen Anleitung zu geben und die Informationen die ich durch die Anamnese und die gemessenen Werte erhielt in Änderungsvorschläge Ihrer Lebens- und Ernährungsgewohnheiten umzusetzen. Was mir dabei sehr wichtig ist: Ich kann Ihnen nur Vorschläge machen. Vorschriften helfen Ihnen nicht. Sie sollen selbst entscheiden, was Sie tun, lassen oder ändern möchten. Nur die Entscheidungen, die Sie selbst treffen, helfen Ihnen als Patienten und mir als Ärztin, die Sie unterstützen möchte, weiter. Deswegen heilen Sie sich und Ihren Körper selbst, indem Sie ihm die Voraussetzungen schaffen, sich selbst zu heilen.

Colon-Hydro-Therapie: Das große Aufräumen — aller Abfall muss raus

Die wichtigste Voraussetzung damit sich die Selbstheilungskräfte Ihres Körpers voll entfalten können ist, ihn von Grund auf zu reinigen. Alle Stoffwechselabfallprodukte, Gifte und überflüssige Nährstoffreste, die sich über Jahre oder sogar Jahrzehnte angesammelt haben, müssen ausgeleitet werden, da sie die körperlichen Abläufe bis auf die Zellebene hinunter behindern können. Die wirksamste, schnellste und gründlichste Methode, alles Überflüssige aus dem Körper zu entfernen, ist die sogenannte Darmspülung. Diese Therapie hat eine uralte Tradition. Ob die Sumerer vor 3000 Jahren, die Mayas, Hippokrates, Klistierfachärzte 100 v. Chr. oder Napoleon – allen waren die genialen Auswirkungen auf den Gesundheitszustand bekannt.

Darmspülung: Sauberer geht es nicht

Das ist auch leicht nachvollziehbar, da der Darm und dessen guter Zustand die Basis der Gesundheit und des Wohlfühlens ist. In akuten Fällen können beispielsweise Heuschnupfensymptome oder Migräneanfälle schon nach der ersten Anwendung verschwinden. Neurodermitisschübe können zum Abklingen gebracht werden. Raucher verspüren bei der Entwöhnung kaum noch Entzugserscheinungen.

Wie erklären sich diese fast unglaublich klingenden Effekte? Denken Sie an das Fass, von dem ich

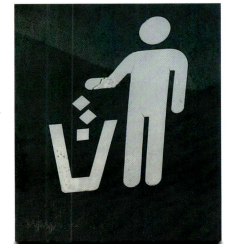

72 ▲ Essen sie Ihre Haut gesund: Der ganzheitliche Weg

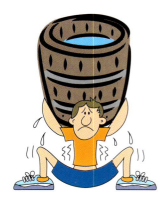

Colon-Hydro-Therapie: Sie fühlen sich wie innerlich geduscht

schon gesprochen habe. Wenn es voll ist, wenn die Entgiftungsorgane es nicht mehr schaffen all die unerwünschten Stoffe hinauszubefördern, sich Abfallhalden in Gelenken, Gefäßen, im Bindegewebe oder gar im Gehirn bilden, kommt es zu vielen Symptomen in Form von Krankheitsbildern. Schon allein das Entleeren des Fasses bringt die entstandenen Krankheiten zum Abklingen. Die Darmspülung säubert deswegen so gut, weil die Ausleitung der Abfallstoffe über die riesige Oberfläche des Darms geschieht. Durch all die Vertiefungen und Auswölbungen misst die Oberfläche des Dickdarms 300 bis 400 Quadratmeter!

Bei der Hydro-Colon-Therapie addieren sich zwei wirksame Effekte. Der eine besteht darin, dass das Innere des Darms von alten Kotablagerungen, Wurmnestern und Pilzwucherungen befreit wird. Diese Krankmacher können Menschen über Jahrzehnte hinweg Energie rauben, weil sie permanent Gifte ins Innere des Körpers absondern und den Stoffwechsel sowie die Darmperistaltik behindern. Der zweite Effekt ist, dass nachdem das Darminnere gesäubert wurde, durch den Kontakt frischen Wassers mit der riesigen Darmoberfläche die Abfallstoffe, die sich im Blut und den anderen Körperflüssigkeiten befinden durch die Darmwand ins Darminnere gelangen können und mit den Spülungen ausgeschwemmt werden. Dieser Effekt ist so deutlich spürbar, dass man danach das Gefühl hat, eine innere Dusche genossen zu haben. Wiederholt man diese Spülung nun einige Male, kann der Körper auch Verunreinigungen aus entfernteren Körperregionen zum Darm bringen, damit sie nach und nach ausgeschieden werden. Das passiert ganz automatisch über das osmotische Druckgefälle, das bedeutet, dass Flüssigkeiten mit höherer Teilchenkonzentration und Flüssigkeiten in denen eine geringere Konzentration herrscht, sich ausgleichen wollen. Die Teilchen strömen also durch die teildurchlässigen Dickdarmwandungen Richtung Frischwasser, das für ungefähr 30 Minuten pro Sitzung dauernd erneuert wird. Eine Spezialmassage kann die beschriebenen Effekte drastisch erhöhen. Machen Sie sich dabei keine Sorgen, dass wertvolle Darmbakterien schädlicherweise dabei herausgespült werden könnten. Die gesunden Darmbewohner denken nicht daran, den Darm zu verlassen. Die schädlichen dagegen, die sich im Abfall tummeln, werden mit hinausbefördert. Im übrigen ist die moderne Methodik der

So besinnen Sie Ihre Haut gesund

Colon-Hydro-Therapie völlig hygienisch und geruchsfrei. Lassen Sie sich durch die ungewohnte Vorstellung, Wasser in Ihren Dickdarm einfüllen zu lassen diese wunderbare Reinigungsmöglichkeit, mit der Sie jahrelang im Körper angehäuften Unrat entfernen können, nicht wegnehmen. Diese Therapie ist die Basis auf der alle anderen Maßnahmen nun aufbauen können.

SO BESINNEN SIE IHRE HAUT GESUND

Zugegeben, das klingt ein bißchen eigenartig. Denken, Empfinden, Fühlen hätte jeweils Teilaspekte dessen was gemeint ist wiedergegeben. Es geht um all das, was wir geistig und seelisch erleben und bewusst oder unbewusst zu unserem Zustand beiträgt.

Fühlen Sie sich wohl in Ihrer Haut?

Keine andere Frage bringt geistig-seelische Ursachen Ihrer Krankheit so auf den Punkt wie diese. Sprache beinhaltet sehr häufig Zusammenhänge dieser Art. Leider ist uns der Sinn oft nicht bewusst. Kein Neurodermitiker fühlt sich wohl in seiner Haut. Ganz im Gegenteil, sie ist gereizt, reagiert gereizt und hält je nach Intensität der Symptome wenig oder keine Belastung aus. Was liegt näher, als nach Entsprechungen in der Lebenssituation zu suchen. Liebe ich meinen Beruf, meinen Ehepartner oder Freund? Das Land, die Stadt und das Haus in dem ich lebe? Meine Freunde, meine Arbeitskollegen, die Situation in der ich lebe? Mein Hobby, das was ich sonst so tue? Liebe ich mein Leben und mich selbst?

Wenn das nicht so ist: Was stört mich? Was nervt? Was möchte ich eigentlich schon lange ändern, klebe aber an Gewohntem? Was ärgert mich, wobei fühle ich mich unwohl? Was würde ich

Neurodermitis: sich nicht wohlfühlen in seiner Haut

am liebsten sofort lassen, was würde ich gerne viel mehr tun? Welchem Beruf, welchen Hobbies würde ich viel lieber nachgehen? Was hindert mich daran, das zu tun?

All diese Fragen werden Sie weiterbringen. Allein sie zu stellen, kann Welten verändern. Wie viele Menschen leben quasi bewusstlos in den Tag hinein. Einen Tag wie den anderen, ohne sich Gedanken zu machen, was sie eigentlich wollen, wohin sie wollen. Was ihre Lebensaufgabe ist. Viele stellen sich diese Fragen nicht. Es ist wie es ist. Mann oder Frau hat seinen oder ihren Beruf, Familie, Kinder, abends das Fernsehen, im Urlaub die Sonne. Aber der Körper spiegelt immer die Seele, den Geist. Und irgendwann stellt man fest, dass der Körper leidet. Aber der Körper leidet, weil die Seele leidet, weil der Mensch als Ganzes leidet. Und wenn der Mensch so in seinem Trott ist, dass er sein Leiden nicht mehr spürt, und erst recht nicht das Leiden seiner Seele, dann muss sein Körper ihn darauf aufmerksam machen. Darauf aufmerksam machen, dass er sich nicht wohl fühlt in seiner Haut.

Das kann Ihnen helfen, Ihre Situation einzuschätzen

Nicht immer fällt es leicht, sich quasi neben sich selbst zu stellen und sich kritisch zu betrachten. Gewohnheiten, Verlustängste oder finanzielle Verpflichtungen, das Gefühl niemanden enttäuschen zu dürfen und niemandem seelisches Leid zuzufügen, hindern uns daran, unsere Situation ehrlich wahrzunehmen. Es erfordert Übung, immer genauer erkennen zu können, was man tut, weil man es möchte oder was man tut, weil es andere aus den unterschiedlichsten Gründen erwarten.

Hierbei können Außenstehende helfen. Außenstehende deswegen, weil sie unsere Situation von außen wahrnehmen können, weil sie nicht so in unseren Zusammenhängen gefangen sind. Weil sie einen bestimmten Gedanken nicht direkt mit der daraus resultierenden Veränderungsmöglichkeit, die vielleicht Angst macht, verknüpfen. Sie können die zunächst bedrohlich wirkenden Wahrheiten angstfrei aussprechen. Das kann helfen, überhaupt mutig genug zu sein, sich mit der Eventualität auseinanderzusetzen.

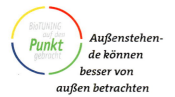

Außenstehende können besser von außen betrachten

Diese Person muss nicht unbedingt ein professioneller Therapeut sein. Sie sollte zuhören können und weit genug Abstand von Ihrer Lebenssituation haben, damit sie von den Auswirkungen nicht persönlich betroffen ist. Ein Gesprächstherapeut oder Ihr Arzt, der Zeit für Sie hat, ist natürlich erfahrener. Er erkennt bestimmte Strukturen besser und kann die Bewusstseinsbildung direkter unterstützen. Das wichtigste Kriterium bei der Auswahl einer solchen Person, egal ob Therapeut oder Privatperson sind Sympathie, Vertrauen und das Gefühl, sich ohne Bedenken anvertrauen zu können.

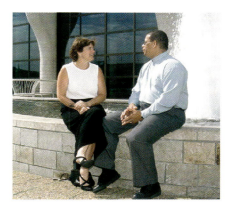

Die Familienaufstellung, eine Erkenntnistherapie in einer Gruppe von Betroffenen unter Anleitung eines speziell ausgebildeten Therapeuten führt oftmals fast sprunghaft zu völlig anderen Wahrnehmungen der eigenen Lebenssituation. Zwischenmenschliche Zusammenhänge, die nicht bewusst waren, werden klar und deutlich. Das kann Entscheidungen, die zum Wohlfühlen in der eigenen Haut führen, erheblich erleichtern.

Auch leichte Hypnoseverfahren, die bestimmte Wahrnehmungsfilter ausschalten, können eine gute Hilfestellung geben. Man sollte aber darauf achten Therapeuten auszuwählen, die Ihre Patienten nur soweit in Hypnose versetzen, dass sie noch wahrnehmungsfähig bleiben. Die Tiefenhypnoseverfahren bergen die Gefahr, dass zu massive mentalstrukturelle Veränderungen vorgenommen werden können, die so gut wie nicht rückgängig zu machen sind.

Entspannte Psyche - entspannter Körper

Gerade beim Krankheitsbild der Neurodermitis und Psoriasis reagieren die Betroffenen extrem auf Stress, Ärger oder sonstige belastende Emotionen. Durch diese mentalen Wallungen werden häufig Symptomschübe ausgelöst. All diese psychischen Belastungen sind an die Nervenaktivität gekoppelt. Der ganze Körper gerät in höhere Spannung, der Grundtonus der Muskulatur steigt. Muskelspannung und Psyche gehören untrennbar zusammen. Haben Sie Stress? Legen Sie sich in eine wohltuend

Essen sie Ihre Haut gesund: Der ganzheitliche Weg

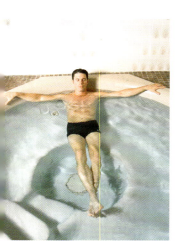

heiße Badewanne. Nach einigen Minuten wird es ihnen unmöglich sein, Stress zu empfinden. Sind sie aggressiv oder empört? Das heiße Bad spült diese Emotionen einfach aus ihnen heraus. Der Hintergrund für diesen Zusammenhang ist, dass die Emotionen an bestimmte Spannungszustände der Muskeln gekoppelt sind. Entspannen wir die Muskulatur - was in der Badewanne durch die Wärme geschieht - lösen sich diese Anspannungen auf und die dazu gehörige Emotion verschwindet.

Vermeiden Sie also möglichst alle Umstände, die sie in muskuläre Anspannung versetzen. Ergreifen Sie Maßnahmen, die psychische oder muskuläre Entspannung herbeiführen. Die Auswahl ist groß genug, damit jeder das zu ihm Passende heraussuchen kann. Passive Maßnahmen sind zum Beispiel das Hören angenehmer Musik, das Anschauen von schönen Filmen, das Herstellen gemütlicher Situationen, sich ohne den störenden Hautkontakt mit Auramassage verwöhnen zu lassen oder sich eine Reiki-Energiemassage zu gönnen.

Wer aktiv werden möchte, kann unter den verschiedensten muskulären Entspannungstechniken auswählen. Hierbei eignet sich vor allem das WingTsun-ChiKung, eine heilende Bewegungskunst aus China. Ähnlich wie im Tai-Chi werden genau festgelegte, langsame Bewegungen ausgeführt, die die gesamte Muskulatur dehnen und entspannen. Zusätzlich zum muskelentspannenden Effekt wird die angespannte Haut gedehnt und dadurch geschmeidiger. Das häufig vorkommende Gefühl, in der eigenen Hautkruste eingesperrt zu sein, wird dadurch bei regelmäßigem Üben gemindert. Da die WingTsun-ChiKung-Bewegungen gleichzeitig Gelenkschmerzen lindern oder sogar vollständig beseitigen, helfen sie, das Körpergefühl bei Neurodermitis deutlich zu verbessern.

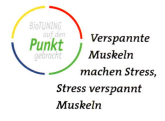 *Verspannte Muskeln machen Stress, Stress verspannt Muskeln*

Der Vorteil gegenüber herkömmlichen Muskelentspannungsmethoden liegt darin, dass die Übungen im Stand ausgeführt werden. Dadurch entfällt der unangenehme Kontakt der Haut mit dem Boden, der bei Gymnastik oder Yoga Übungsvoraussetzung ist. Auch Meditation oder Atemübungen eignen sich gut, um über die Beruhigung des Geistes Entspannung herbei zu führen, die Krankheitsschübe lindert oder verhindert.

So essen Sie Ihre Haut gesund

SO ESSEN SIE IHRE HAUT GESUND

Unter Essen verstehen wir hier alles, was durch Nahrung und Flüssigkeit, Atmung oder über die Haut in den Körper hineingelangt. Zunächst sollten Reizstoffe und Allergene möglichst vermieden werden. Gleichzeitig empfiehlt sich eine Ernährung, die unsere Gesundheit fördert und der Haut alles liefert, was sie zur Gesundung benötigt.

Vertrauen Sie Ihrem Körper: Das mag ich nicht

Wie im Kapitel Bestandsaufnahme schon einleitend beschrieben, können wir nun aufgrund des Nahrungsmittelunverträglichkeitstests unsere Nahrung zum Heilmittel werden lassen und gleichzeitig die Lebensmittel vermeiden, mit denen unser Körper momentan nicht klarkommt, die er eher als Belastung empfindet. Ich möchte es noch einmal klar sagen: Ihr Körper weiß am allerbesten, was ihm fehlt und was ihm schadet. Im Test kommt deshalb zum Ausdruck, welche Stoffe er zugeführt haben möchte, um mit der Krankheit besser umgehen zu können und welche der Stoffe das Krankheitsbild verschlimmern würden. Letztlich geht es hierbei um Mangel und Überschuss.

Wenn Sie nicht die Möglichkeit haben, den Nahrungsmitteltest zu machen oder wenn Sie zwischendurch aktuellere Werte haben möchten, können Sie Ihren Körper auch selbst befragen. Sie benötigen dazu lediglich eine Pulsuhr. Wenn Sie nun wissen möchten, was Ihr Körper zugeführt haben möchte, so beobachten Sie nach dem Essen eines einzelnen Nahrungsmittels Ihren Ruhepuls. Der Grad der Zunahme Ihres Ruhepulses zeigt Ihnen, wie intensiv ihr Körper auf Verteidigung vor unerwünschten Stoffen umschaltet. Je geringer diese Erhöhung ausfällt, desto besser toleriert ihr Körper das jeweilige Nahrungsmittel. Natürlich benötigt dieses Verfahren etwas Übung. Aber nach einigen Wochen haben Sie genug Vergleiche, um das Verhalten des Körpers immer besser interpretieren zu können. Es ist also nicht notwendig, konkret die fehlenden oder störenden Bestandteile

Ihr Körper zeigt was er nicht mag

zu benennen. Unser Körper gibt uns durch seine Reaktion die entsprechende Information - beim Nahrungsmitteunverträglichkeitstest genauso wie beim Pulstest.

Macht Milch wirklich gesund?

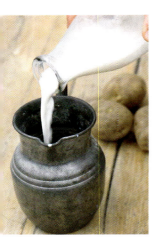

Das Kuhmilchthema - es geht nämlich vor allem um die Milch der Kuh - erhitzt die Gemüter immer mehr und entfacht immer häufiger sehr kontroverse Diskussionen. Ich kann aber nicht umhin, hier im Interesse der Kranken und speziell der Neurodermitiker und Psoriatiker klar Stellung zu nehmen. Als ich vor 14 Jahren durch meinen Sohn, der eine ausgeprägte Kuhmilchallergie hat, auf dieses Thema gestoßen wurde, waren die Anfeindungen von Kollegen und Bekannten noch sehr groß. Heute hört man immer öfter, vor allem von Kinderärzten aber auch Hautärzten die über Jahre hinweg ähnliche Erfahrungen gemacht haben. Gerade bei Krankheiten aus dem atopischen Formenkreis, bei Neurodermitis, Psoriasis und allergischem Asthma werden immer mehr Zusammenhänge mit dem Verzehr von Milchprodukten beobachtet. Dies scheint mir logisch, ist Milch doch das Nahrungsmittel für Kälbchen, die noch kein Gras fressen können und nicht die von der Natur vorgesehene Ernährung für den erwachsenen Menschen. Die Zusammensetzung der Kuhmilch ist völlig anders als die der menschlichen Muttermilch. Die Milch des Schafs oder der Ziege ähnelt ihr schon deutlich mehr. Und die der Stute enthält darüber hinaus so wertvolle Inhaltsstoffe, dass sie sogar bei Krankheiten wie Neurodermitis als Heilmittel eingesetzt wird.

Kuhmilch jedoch trägt bei den meisten Neurodermitikern zum Ausbruch der Krankheit oder später zum Aufflackern von entzündlichen Schüben bei. Nicht umsonst spricht sich mehr und mehr herum, dass man bei Entzündungen aller Art Kuhmilchentzug praktizieren sollte, um die schnelle Heilung zu ermöglichen. Höchstwahrscheinlich zeigt sich der Zusammenhang sowieso im Nahrungsmittelunverträglichkeitstest. Aber der Versuch, zeitweise auf Kuhmilchprodukte zu verzichten führt bei Neurodermitikern fast immer zur Linderung oder gar zum Abklingen der Symptome.

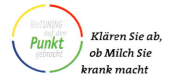

Klären Sie ab, ob Milch Sie krank macht

Fisch und Fleisch – die Dosis bestimmt das Gift

Auch das Dauerthema: „Macht Fisch oder Fleisch krank oder hält es uns gesund?", wird seit Jahrzehnten mit viel Inbrunst diskutiert. Die Fronten zwischen Vegetariern und Verfechtern des Fleischverzehrs sind verhärtet, Annäherungen eher die Ausnahme. Dabei ist die Frage eigentlich gar nicht so schwer zu beantworten. Ob Fisch und Fleisch gesund oder krank machen, hängt von der Quantität und der Qualität ab.

Tierische Eiweiße werden sauer verstoffwechselt

Das Problem besteht darin, dass beides zur Übersäuerung beiträgt, weil bei der Verstoffwechslung beispielsweise Harnsäure entsteht. Die sauren Stoffwechselprodukte müssen mit Basen abgepuffert werden, damit der Körper nicht immer weiter in die sogenannte Azidose hineinrutscht, wie weiter oben schon beschrieben. Nehmen wir gleichzeitig Lebensmittel zu uns, die basisch verstoffwechselt werden so bleiben die Säuren und Basen im Gleichgewicht. Je mehr Obst (fast alle Obstsorten werden trotz der Obstsäure basisch verstoffwechselt), Gemüse und Salate Sie zu sich nehmen, desto mehr kann der Fleisch- und Fischkonsum ausgeglichen werden. Leider ist es aber heute so, dass die meisten Menschen unter fortgeschrittener Gewebeübersäuerung leiden. Um diese langsam wieder rückgängig machen zu können, sollten wir den Verzehr von Fisch und Fleisch so gering wie möglich halten. In früheren Zeiten gab es Freitags Fisch und am Wochenende den Sonntagsbraten. Diese Menge ist ein guter Anhaltspunkt, dem wir uns wieder annähern sollten.

Was das beschriebene Problem heute extrem verschärft, ist die mindere Qualität. Fische und Shrimps kommen meist aus Zuchtbecken, die mit Antibiotika und Hormonen angereichert sind, genauso wie Futtermittel für die Rinder- und Schweinemast. Dazu kommen Konservierungsstoffe, Farb-, Geruchs- und Geschmacksstoffe in Wurstwaren. Diese sollten Sie deswegen so selten wie möglich verzehren, da zum Effekt der Übersäuerung die für den Körper unerwünschten Begleitstoffe hinzukommen. Das Fass, das beim Neurodermitiker sowieso schon am Überlaufen ist, wird sonst voller und voller.

Genießen Sie Fisch und Fleisch als Festtagsgerichte für besondere Tage und Gelegenheiten, damit ihre überreizte Haut mit diesen unerwünschten Stoffen nicht noch mehr belastet wird. Wenn Sie möchten, verzichten Sie eine Zeitlang völlig auf tierische Eiweiße - Sie werden überrascht sein, wie sehr Ihre Haut es Ihnen dankt.

Bitte genau hinschauen: Belastungen aus Umwelt und Lebensführung

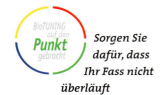
Sorgen Sie dafür, dass Ihr Fass nicht überläuft

Ich sprach eben vom Fass, das überläuft. Dies ist in der Tat ein Bild, das die Situation in der sich die meisten Menschen befinden, anschaulich beschreibt. Unser Körper verfügt über Entgiftungsorgane. Diese Organe wie Verdauungstrakt, Nieren, Lunge und Haut schleusen alle beim Stoffwechsel anfallenden Abfallprodukte, nicht benötigte Stoffe und alle Giftstoffe aus dem Körper hinaus. Doch die Entgiftungsorgane werden seit einigen Jahrzehnten durch eine immer größer werdende Menge von chemischen Fremdstoffen zunehmend überfordert. Es gibt heute alleine 2000 Lebensmittelzusatzstoffe! Ganz zu schweigen von chemischen Verbindungen in Möbeln, Fußbodenbelägen, Kleidung, Kosmetika, Industrieabgasen oder Farben und Arzneimitteln. All diese Stoffe sind dem Körper gänzlich unbekannt. Er betrachtet sie als Eindringlinge und möchte sie loswerden. Gelingt ihm das nicht über die Verdauungsorgane, Nieren oder Lungen, so nutzt er zwangsläufig mehr und mehr die Haut. Je größer der Druck von innen, umso mehr muss sie sich im wahrsten Sinne öffnen, damit die Abfälle abfließen können.

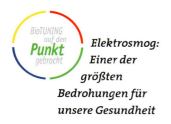
Elektrosmog: Einer der größten Bedrohungen für unsere Gesundheit

Auch der Elektrosmog zählt hinzu. Er schleust zwar keine Stoffe in den Körper, setzt ihm aber zu - vor allem wenn der Schlafplatz betroffen ist – durch die Anspannung, die er nervlich und muskulär erzeugt. Dies addiert sich zu der sowieso schon gereizten und angespannten Hautsituation hinzu. Und lassen Sie sich bitte nicht erzählen, die Warnung vor der Belastung durch Elektrosmog und Sendeantennen sei wissenschaftlich nicht zu untermauern. Mit demselben Argument durchleuchtete man in den 50er Jahren die Füße beim Schuhkauf mit Röntgenstrahlen. Beauftragen Sie einen Baubiologen. Er misst mit speziellen Instrumenten Ihre Belastung am Schlafplatz. Und wenn Ihnen dann jemand erzählen möchte, die in ihrem Körper gemessenen 2000 Millivolt seien völlig harmlos, obwohl ihre Zellen im Bereich von Mikro- und wenigen Millivolt arbeiten, dann wissen Sie, dass er entweder nicht in der Lage ist, die Zusammenhänge zu erfassen oder Sie frühestmöglich beerben möchte.

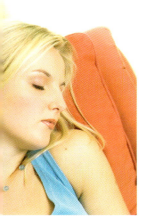

Säubern Sie also möglichst Ihre Umgebung von Stoffen und Strahlenbelastungen, die Ihr Körper in 35 Millionen Jahren Evolution nie kennengelernt hat. Nur so sind Sie auf der sicheren Seite und Ihre Haut kann beruhigt schlafen. Essen Sie Lebensmittel aus kontrolliert biologischem Anbau. Achten Sie bei der Neuanschaffung von Möbeln und Kleidung auf Naturprodukte. Benutzen Sie Farben und Kosmetika, die möglichst natürlich sind. Schon die Reduzierung einiger der genannten belastenden Verursacher, kann Ihre Haut sichtlich entlasten.

Damit alles gut läuft: Reines Wasser — die Basismedizin

Wir sind Wassermenschen mit einer Hülle

In der chinesischen Naturheilkunde gibt es eine Basismedizin, die bei jedem Krankheitsbild angewendet wird: Reines Wasser. Erinnern wir uns an Megalopolis. Der Fluss, der durch die Stadt führt und alle Kanalstraßen bis in die Wohnungen durchströmt, trägt die Schiffe und Boote, die die benötigten Waren an ihren Zielort bringen. Führt dieser Fluss zuwenig Wasser oder trocknen Seitenarme völlig aus, kann der Transport der Energieträger, Waren und Werkzeuge nicht mehr stattfinden und die Müllbeseitigung kommt zum Erliegen. Die Transportflüssigkeiten im Körper wie Blut oder Lymphflüssigkeit bestehen zum größten Teil — nämlich über 90 Prozent — aus Wasser. Wir Menschen haben als Kleinkinder einen Wassergehalt von bis zu 75 Prozent. Im Laufe der Jugend vermindert er sich auf ungefähr zwei Drittel, also ca 65 Prozent. Mit zunehmendem Alter sinkt er bei den meisten Menschen immer weiter ab. Dies ist nicht nur altersbedingt. Eine große Rolle spielt dabei unsere Ernährung. Also

Essen sie Ihre Haut gesund: Der ganzheitliche Weg

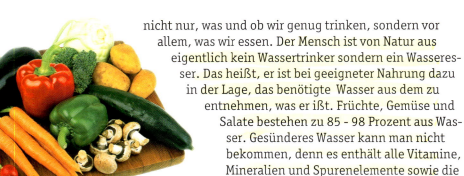

nicht nur, was und ob wir genug trinken, sondern vor allem, was wir essen. Der Mensch ist von Natur aus eigentlich kein Wassertrinker sondern ein Wasseresser. Das heißt, er ist bei geeigneter Nahrung dazu in der Lage, das benötigte Wasser aus dem zu entnehmen, was er ißt. Früchte, Gemüse und Salate bestehen zu 85 - 98 Prozent aus Wasser. Gesünderes Wasser kann man nicht bekommen, denn es enthält alle Vitamine, Mineralien und Spurenelemente sowie die sogenannten sekundären Pflanzenstoffe, von denen man allein 20.000! verschiedene vermutet. Der zweite Vorteil ist, dass das in der Nahrung enthaltene Wasser durch die längere Verweildauer im Körper besser aufgenommen werden kann als Wasser, das getrunken wird. Das Ziel sollte also sein, den Wassergehalt im Körper möglichst hoch zu halten oder wieder zu steigern, wenn er abgesunken ist.

Auf die im Menschen im Laufe der Evolution eingebauten Regulationstechniken für den Wassergehalt können wir uns heute leider nicht mehr ausschließlich verlassen. Sie werden dadurch ausgehebelt, dass die heutige Ernährung und Lebensführung sich von der ursprünglichen so drastisch unterscheidet, dass eine genetische Anpassung noch nicht möglich war. Die dadurch entstehende langsame Austrocknung der Gewebe können wir nur dadurch aufhalten, indem wir dem Körper soviel Wasser wie nur möglich zur Verfügung stellen.

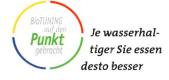

Je wasserhaltiger Sie essen desto besser

Essen Sie also möglichst viele wasserhaltige Lebensmittel. Berücksichtigen Sie, dass durch Kochen viel Wasser verloren geht. Nutzen Sie die Gemüsebrühe, darin schwimmen all die Stoffe, die dem Gemüse entzogen wurden. Und trinken Sie natürlich zusätzlich soviel von Mineralien und anderen Schwebestoffen befreites Wasser wie möglich, um den Effekt des Wasseressens weiter zu steigern. Je freier das Wasser von Bestandteilen ist umso größer ist der Mitnahmeeffekt für zu transportierende Stoffe. Deswegen spielt der Reinheitsgrad des Wassers auch für die Entgiftung eine so große Rolle.
Die eingangs erwähnte chinesische Basistherapie besteht darin, über den Tag verteilt jede halbe Stunde ein Glas Wasser zu trin-

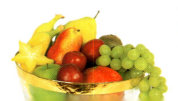

ken. Dies hilft bei allen Krankheitsbildern, denn je besser die Zellversorgung mit Material und die Abfallbeseitigung funktioniert, desto schneller kann der Körper seine Funktionen wieder normalisieren. Mindestmengenangaben in Litern pro Tag helfen nicht weiter, da sie die durch die Nahrung aufgenommene Literzahl und sportliche Aktivitäten, die zum Wasserverlust über die Haut führen, nicht berücksichtigen. Als Anhaltspunkt können Sie die Menge von 2 Litern pro Tag kombiniert mit einer Ernährung, die zu ca. 30 Prozent aus den genannten wasserhaltigen Lebensmitteln besteht, nehmen.

Gerade bei Neurodermitis und Psoriasis verdient die Sicherstellung der Transportflüssigkeit Wasser besonders viel Aufmerksamkeit, da die Gewebeveränderungen der Haut und deren Regenerierung sehr viele Zellbauarbeiten nötig machen. Bei Neurodermitis wirken also zwei Mechanismen, die das Wasser so wichtig machen. Einerseits kann der Materialtransport zu den Hautzellen besser bewerkstelligt werden, andererseits kann der Körper überflüssige Stoffe auch über Niere, Lunge und den Verdauungstrakt besser ausleiten. Dies entlastet die überstrapazierte Haut.

Mikronährstoffe: Anwesenheit dringend erwünscht

Wenn Sie auf eine Ernährung achten, die einen möglichst hohen Anteil an Früchten, Salaten und Gemüse enthält, so ist eine gewisse Grundversorgung an Mikronährstoffen gewährleistet. Aber durch unsere heutige Lebensweise die unseren Bedarf drastisch erhöht und dadurch, dass viele Lebensmittel – auch solche aus biologischem Anbau – immer weniger dieser lebenswichtigen Bestandteile enthalten, sind die meisten Menschen heute unterversorgt. Dies ist für Neurodermitiker besonders bedrohlich, da sie einen noch höheren Bedarf haben. Da außerdem viele auf Früchte verzichten müssen, da sie auf bestimmte Obstsorten allergisch reagieren, wird das Problem noch größer.

Einen praktikablen Ausweg bieten Nahrungsergänzungsmittel, die ich inzwischen auch vorbeugend Patienten empfehle, die noch kein besonderes Krankheitsbild entwickelt haben. Sie sollten bei Ihrer Auswahl allerdings sehr auf die Qualität der Pro-

Sorgen Sie für volle Mikronährstoffspeicher

dukte achten, da der Preis alleine noch kein sicheres Entscheidungskriterium darstellt. Wählen Sie Mittel, die eine größtmögliche Zahl von Inhaltsstoffen aufweisen, denn das Zusammenspiel ist gefragt. Achten Sie auf einen hohen Anteil von natürlichen oder organischen Bestandteilen sowie darauf, dass sekundäre Pflanzenstoffe enthalten sind. Diese sichern die Zufuhr der natürlichen Gesundmacher, die noch gar nicht entdeckt worden sind.

Über die Versorgung mit hochwertigen Vitaminen hinaus sollten, Sie im Mikronährstoffstatus besonderes Augenmerk auf die unten aufgeführten Mikronährstoffe legen. Sie enthalten die wichtigsten Werkzeuge – Vitamine und Spurenelemente – zur Aktivierung des Hautstoffwechsels. Hochungesättigte Fettsäuren und Phospholipide gewährleisten eine Versorgung der Hautzellen mit Baustoffen, die die Haut geschmeidig machen. Antioxidantien sorgen für den Schutz und Verlängerung der Lebensdauer der Hautzellen. Basische Elektrolyte tragen zur Reinigung des Bindegewebes von Säureresten und Giftstoffen bei. Die Zusammensetzung zum Auffüllen der Nährstoffspeicher besprechen Sie am besten mit einem ernährungsmedizinisch versierten Arzt oder Apotheker. Danach können Sie sich an folgende Tagesdosen halten, wobei individuelle Arbeits- oder Belastungssituationen natürlich berücksichtigt werden müssen.

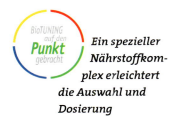

Ein spezieller Nährstoffkomplex erleichtert die Auswahl und Dosierung

Kalium:	500 mg
Kalzium:	1000 mg
Magnesium:	250 mg
Vitamin B - Komplex:	Ausgewogenes Präparat, das mindestens 100 mg Pantothensäure enthalten sollte.
Vitamin C:	1000 - 3000 mg
Vitamin E:	400 I.E.
Zink:	50 -100 mg

So essen Sie Ihre Haut gesund

Des weiteren ergänzen Sie bitte Gamma-Linolensäure, Omega-3-Fettsäuren und weitere essentielle Fettsäuren. Die Einnahme sollte zusammen mit mindestens 100 mg Vitamin E erfolgen. Die Zufuhr der essentiellen Fettsäuren ist besonders wirksam, wenn gleichzeitig der Verzehr von gesättigten Fetten, die insbesondere in Fleisch, Wurst und Milchprodukten enthalten sind, eingeschränkt wird.

Ergänzen können sie die genannten Bestandteile durch die Einnahme von Nachtkerzenöl sowie 2 Esslöffel kaltgepresstes Sesam-, Leinsamen-, Mais- oder Distelöl täglich. Damit Ihr Körper die richtige Menge Homocystein produziert, ergänzen Sie bitte auch noch 5-10 mg Folsäure täglich. Inzwischen gibt es einen speziellen Wirkstoffkomplex, der die genannten wichtigen Mikronährstoffe in ausgewogener Dosierung enthält. Das vereinfacht die Arbeit der Zusammenstellung der Mikronährstoffe und kann gut mit dem individuellen Auffüllen der Nährstoffspeicher, die bei Ihnen einen besonders hohen Bedarf haben, kombiniert werden.

Da entspannt die Haut: Seien Sie nicht sauer

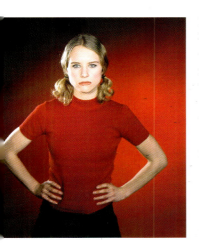

Entsäuernde Maßnahmen sollten bei der Neurodermitis-Therapie einen hohen Stellenwert einnehmen. Ist das Bindegewebe brüchig und fest, sind das die denkbar schlechtesten Voraussetzungen für eine gesunde, geschmeidige Haut. Neben einer Ernährung, die möglichst wenige tierische Eiweiße und statt dessen mehr Obst, Gemüse und Salate enthält, deren Mineralstoffe die Säuren abpuffern, können Sie noch mehr tun, um die Übersäuerung abzubauen.

Gewebe-Übersäuerung muss über Jahre wieder abgebaut werden

Ergänzen Sie Ihre Ernährung mit Basenpulver. Oder machen Sie Entsäuerungsbäder an Körperteilen, an denen der Zustand der Haut das zulässt. Noch intensiver wirken Infusionen mit Natriumhydrogencarbonat, die Sie sich von Ihrem Therapeuten unterstützend geben lassen können.

Sie müssen nur wissen, dass diese entsäuernden Maßnahmen erst langsam nach und nach greifen. So wie wir über Jahre und Jahrzehnte immer mehr in die Gewebeübersäuerung hineingeraten, so langsam kommen wir auch nur wieder heraus. Nur falls der Grad Ihrer Übersäuerung extrem hoch ist, werden Sie schnell den positiven Effekt verspüren. Lassen Sie daher nach deutlichen Anfangserfolgen nicht nach. Machen Sie konsequent weiter, damit Ihr Körper in den für die heutige Zeit so wichtigen Zustand kommt, eine neu entstehende Übersäuerung leicht abpuffern zu können.

Bitte auffüllen: Glutathion, der ganz spezielle Stoff

Weiter oben habe ich bereits von den überragenden, die Gesundheit schützenden Eigenschaften des Glutathions gesprochen. Es ist nicht ganz einfach, absolute Werte festzulegen, aufgrund deren man therapeutische Entscheidungen treffen kann. Zunächst muss zwischen dem sogenannten reduzierten Glutathion und dem oxidierten Glutathion unterschieden werden. Ersteres ist der Stoff mit all den beschriebenen positiven Eigenschaften. Durch oxidative Vorgänge entsteht nun aber das oxidierte Glutathion, das unbrauchbarer biologischer Müll ist. Unser Körper bildet in den Zellen reduziertes Glutathion und regeneriert das verbrauchte, also oxidierte. Das Glutathionssystem ist jedoch äußerst empfindlich und reagiert negativ auf Stresseinflüsse aller Art. Dies ist der Grund dafür, dass heute praktisch alle Menschen einen beunruhigenden Mangel an intaktem, unverbrauchtem, reduziertem Glutathion haben. Wichtig für die Beurteilung eines Mangels ist dabei das Verhältnis von frischem, reduziertem zu verbrauchtem, oxidiertem Glutathion. In einer gesunden Zelle sollte das Verhältnis von reduziertem zu oxidiertem Glutathion 400 zu 1 betragen.

Wie können wir nun erreichen, dass wir über einen genügend hohen Spiegel an reduziertem Glutathion im Verhältnis zum oxidiertem verfügen? Es gibt eine Reihe von Nahrungsmitteln, die vermehrt natürliches Glutathion enthalten. Dies sind Kartoffeln, Orangen, Tomaten, Broccoli, Zucchini und Spinat.

Glutathion kann aber auch zur Nahrung ergänzt werden. Da es aber sehr empfindlich ist, oxidiert das reduziertes Glutathion schon auf dem Weg zu den Zellen. Dieses Problem wurde von Dr. med. Gerhard Ohlenschläger gelöst. Er forscht seit 30 Jahren am Glutathionsystem und zählt heute als die Kapazität auf diesem Gebiet. Gerhard Ohlenschläger zog dem Glutathionmolekül eine tarnende, chemische Maske über. Dieses sogenannte S-Acetylglutathion (SAG) ist chemisch so stabil, dass es wohlbehalten in den Körperzellen ankommt. In der Zelle gibt es natürliche Wekzeuge, die die „Maske" leicht und ohne Nebenwirkungen entfernen können. Anschließend kann das reduzierte Glutathion dort seine für unsere Gesundheit so wertvolle Wirksamkeit entfalten. Und noch ein weiterer wichtiger Vorteil ist damit verbunden. Da der Körper das reduzierte Glutathion-Molekül unter seiner tarnenden Maskierung nicht erkennt, setzt er die körpereigene Biosynthese des natürlich reduzierten Glutathions unvermindert fort. Achten Sie also darauf, Ihre Nahrung nur mit dem stabilisierten und getarnten S-Acetylglutathion (SAG) zu ergänzen.

Fragen Sie bei Glutathion immer nach S-Acetylglutathion

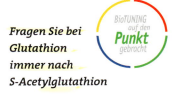

Richtig schwingen: Homöopathie — gesund durch Information

Noch immer gibt es Mediziner, die nur das glauben was zu sehen oder mit den herkömmlichen Methoden zu messen ist. Ich verweise hier immer gerne auf die sogenannte Lichtnahrung, die Jahrzehnte belächelt wurde bis Professor Popp das Messinstrument entwickelte, mit dem nicht nur die aus gesunder Nahrung austretenden Photonen, sondern auch die Aura des Menschen

Essen sie Ihre Haut gesund: Der ganzheitliche Weg

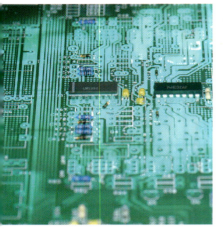

sichtbar gemacht und gemessen werden kann. Ich beschrieb das schon weiter oben.

Der Homöopathie wird vorgeworfen sie würde behaupten, eine biochemische Wirkung zu erzielen ohne dass der chemische Stoff noch nachweisbar ist. Es gibt das berühmte Beispiel mit dem Tropfen der Wirksubstanz die auf die Menge des im Bodensee enthaltenen Wassers verteilt und somit chemisch nicht mehr nachweisbar ist. Diejenigen, die so argumentieren, beweisen schon im Ansatz ihr Unverständnis. Wie soll man einen Effekt biochemisch messen können, der nur biophysikalisch existiert? Wenn man einem Biochemiker sagt, er solle ein elektromagnetisches Feld messen, so wird er in Schwierigkeiten kommen und mit recht zu physikalischen Messmethoden greifen.

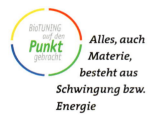

Alles, auch Materie, besteht aus Schwingung bzw. Energie

Nehmen Sie 2 Bücher, die exakt gleich beschaffen sind. Gleicher Umschlag, gleiches Papier, gleiche Druckfarben und gleiche Seitenzahl. Das eine enthält Bibeltexte, das andere pornographische. Verbrennen Sie beide und geben Sie einem Chemiker die Aufgabe herauszufinden, welches Buch die Bibeltexte enthielt. Er kann die Asche jahrelang chemisch analysieren. Er wird es nicht herausfinden können, da er dort sucht, wo er nichts finden kann.

Spätestens seit nachgewiesen ist, dass Wasser programmierbar ist, dass es Informationen enthält und übertragen kann, haben wir einen handfesten Hinweis, dass Felder Informationen auf oder in den menschlichen Körper übertragen können. Denn wir bestehen ja zu zwei Dritteln aus Wasser. Und wenn wir uns zusätzlich bewusst machen, dass unser Körper zu 99,9 Prozent aus Nichts, aus Luft besteht, da die inzwischen kleinsten nachgewiesenen Materieteilchen eines Menschen, wenn man alle Abstände zusamenschiebt, ein Kügelchen von gerade man 3 Tausendstel Milimeter ergeben, sehen wir, dass wir nichts als Schwingung sind. Wir bestehen aus Teilchen, die so schnell hin und herschwingen, dass wir den Eindruck fester Materie bekommen. Sie können sich das am Beispiel des Ventilators klarmachen. Steht er still, sieht man die Flügel und kann zwischen Ihnen hindurchgreifen. Läuft er auf der größten Stufe, wird man sich hüten. Er ist eine undurchdringliche Wand.

Das wussten übrigens schon die alten Mayas, die diese Zusammenhänge so beschrieben: Alles Schein, das Sichtbare ist nicht vorhanden. Dies gilt übrigens für die ganze materielle Welt. Und Einstein war einer der ersten, der nachwies, dass Materie nichts anderes als hochverdichtete Energie ist.

Wenn wir also aus Schwingung bestehen, ist es da nicht logisch, dass andere Schwingungen unseren Schwingungszustand beeinflussen können? Dass wir mitschwingen, in Resonanz geraten können? Für Musiker ist das nichts Neues. Gute Sänger nutzen ihren Körper als Resonanzboden, Gitarrenkörper klingen, weil sie mit den Schwingungen der angeschlagene Saite mitschwingen.

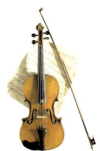

So erklären sich die Effekte der Homöopathie, in der Schwingungen, die dem Körper fehlen, ersetzt werden. Ob Bachblütentherapie, Bioresonanz, Heilsteine, heilende Plätze, Handauflegen oder Geistheilen. All diese Therapien wirken auf dieser Ebene.

Momentan macht die Biophysik durch Erkenntnisse der Quantenphysik unglaubliche Fortschritte und beweist mit modernsten Mitteln, was alte Weisheitslehren und Heilmethoden schon immer wussten. Dass es Jahrzehnte dauern, wird bis dieses neue alte Wissen zum Menschen auf der Straße oder nur bis in die Schulen durchgedrungen ist, muss nicht heißen, dass Sie nicht schon jetzt davon profitieren können.

Viel Erfahrung ist allerdings nötig, bis ein Homöopath in der Lage ist, bei einem Krankheitsbild das richtige Mittel, das richtige Kügelchen in der richtigen Potenz auszuwählen. Erkundigen Sie sich deshalb ausführlich, bevor Sie sich für einen Therapeuten, der Sie homöopathisch unterstützt entscheiden.
Bitte versuchen Sie keine Eigentherapie nach Lektüre eines Homöopathiebuches, nur weil die Globuli freiverkäuflich zu erwerben sind. Dabei kann es zu Symptomverschiebungen kommen, die man kaum noch nachvollziehen kann. Und seien Sie sich trotz dieser Möglichkeiten, mit Schwingung Ihren Gesundheitszustand verbessern zu können bewusst, dass es ja eine

Ursache hatte, dass die Schwingung sich krankhaft veränderte. Sie dürfen die Suche nach dieser Ursache deshalb nicht aus den Augen verlieren.

Darmbakterien: Hilfreiche Nachbarn – ohne sie geht nichts

Sie haben nun das Ergebnis Ihrer Stuhluntersuchung vorliegen. Oft kommt dabei heraus, dass die guten Bakterien, die sogenannten Hauptkeime in der Minderzahl sind und Fäulnisbakterien die Vorherrschaft übernommen haben. Nicht selten wird auch ein Candida-Pilzbefall festgestellt. In diesem Fall sollten Sie unbedingt vor der Gabe von guten Bakterien den Pilz und die Fäulnisbakterien entfernen, beziehungsweise auf ein normales Maß reduzieren.

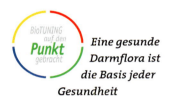
Eine gesunde Darmflora ist die Basis jeder Gesundheit

In beiden Fällen helfen als Basistherapie die weiter oben beschriebenen Darmspülungen mit der Colon-Hydro-Therapie, da große Teile der ungewollten Bewohner herausgespült werden können. Bei extremem Pilzbefall kann es nötig sein, zusätzlich ein Antipilzmittel einzusetzen, das nur im Darm wirkt. Industriell verarbeiteten Zucker, Süßspeisen, Schokolade oder Marmelade sollten Sie eine Zeitlang garnicht zu sich nehmen. Denn bei diesen Nahrungsmitteln freut sich der Pilz. Lassen Sie ihn lieber hungern bis er sich nicht mehr bei Ihnen wohl fühlt. Die Fäulnisbakterien ernähren sich gerne von tierischen Eiweißen. Deswegen empfehle ich meinen Patienten während der Darmanierung zunächst auf Fleisch, Fisch und Milchprodukte zu verzichten oder sie zumindest stark einzuschränken.

Gleichzeitig werden die fehlenden Bakterien individuell ersetzt. Die E.Coli und Bifidobakterien sowie Lactobacillen geben den im Darm vorhandenen gesunden Bakterien den Reiz, sich zu vermehren, so daß sich die gewünschte gesunde Darmflora nach und nach wieder entwickeln kann. Sie müssen allerdings wissen, dass dieser Prozeß bis zu einem Jahr dauern kann. So lange verfügen Sie auch nicht über ein bestmöglich funktionierendes Immunsystem.

Natürlich heilen: Sonnenlicht für die gesunde Haut

Die Tradition der Sonnenkur ist leider lange Zeit völlig in Vergessenheit geraten. Erst neuerdings entsteht wieder Interesse an der heilenden Wirkung des Sonnenlichtes. Durch die Erfindung und Einführung des Kunstlichtes glaubte man, nach hunderttausenden von Generationen unserer Ahnen die ihr Leben im Sonnenlicht verbrachten, könne man darauf verzichten und große Teile des Tages in künstlich erhellten Gebäuden verbringen. Dies hat sich als verhängnisvoller Irrtum herausgestellt. Man weiß heute, dass so gut wie keine unserer körperlichen Abläufe auf natürliches Licht verzichten können. Vor allem das UV-Licht hat eine lebenswichtige Funktion.

Beim Thema Neurodermitis spielt das Licht naturgemäß eine herausragende Rolle, da die Haut genau das Organ ist, das dem Sonnenlicht in der Evolution zuallererst und am intensivsten ausgesetzt war. Vielleicht erklärt sich der allmähliche Verlust unseres Haarkleides dadurch, dass der Körper den durch die Änderung unserer Lebensgewohnheiten zunehmenden Lichtverlust mit dem Abbau der schattenspendenden Haare ausgleichen wollte.

Drei wirkungsvolle Effekte können ihnen die Wichtigkeit des Sonnenlichtes für die Gesundheit Ihrer Haut anschaulich vermitteln. Zum einen regt Sonnenlicht die Bildung von T-Lymphozyten an. Sie erinnern sich an das Kapitel, das beschreibt wie die Haut funktioniert? Die T-Lymphozyten sind die Polizei, die unerwünschte Eindringlinge dadurch in Schach hält, in dem sie dafür sorgt, dass die passenden Antikörper in der richtigen Menge gebildet werden. Die Zahl dieser Polizisten ist bei Neurodermitiskranken vermindert. Dadurch kommt es vermehrt zu Infektionen. Und dadurch produziert der Körper zuviel Antikörper, die dann verantwortlich für den Juckreiz sind. Zusätzlich tötet Sonnenlicht Viren und Bakterien direkt durch die Bestrahlung ab. Und - Sonnenlicht wirkt als Stressblocker, während Kunstlicht Stress verursacht. Da entzündliche Schübe beim Neurodemitiker oft durch Stress ausgelöst werden, können Sie leicht nachvollziehen wie entspannend das Sonnenlicht hierbei wirken kann.

Natürliches Sonnenlicht, wichtig für Ihre Gesundheit

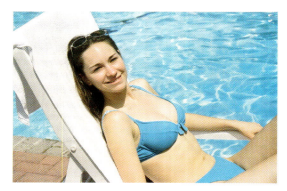

Gönnen Sie sich also, wann immer sich die Gelegenheit bietet, ein Sonnenbad. Das gesunde Maß halten Sie dann ein, wenn Sie ohne Sonnenschutzmittel zu verwenden, keine Hautrötung bemerken. Beginnen Sie langsam, nutzen sie gerade im Winter jede Möglichkeit und tasten sich sich je nach Empfindlichkeit im Sommer oder im Sonnenurlaub vorsichtig an die richtige Dosierung heran.

SO BEWEGEN SIE IHRE HAUT GESUND

Wir Menschen leben nur dadurch, dass Bewegung stattfindet. Die äußere Bewegung, hervorgerufen durch die Muskulatur, löst einen wahren Schwall von innerer Bewegung aus. Gerade bei der Neurodermitis-Therapie wird der positive Einfluss der Bewegung auf die Gesundung völlig unterschätzt oder ist gar unbekannt.

Äußere Bewegung bewegt die Körperflüssigkeiten

Viele Menschen denken bei der Bewegung des Blutes durch den Körper an die Pumpleistung des Herzens. Ohne Zweifel wird vom Herz eine Grundversorgung im großen Gefäßsystem sichergestellt. Auch wenn der Mensch ruhig liegt, strömt so das Blut noch ausreichend, um die Versorgung der Zellen mit Sauerstoff und den anderen Materialien sicherzustellen. Aber man kennt den Effekt, dass nach zu langer Bettruhe der kurzzeitige Effekt der Erholung durch eine immer stärker werdende Entkräftigung abgelöst wird. Das hängt damit zusammen, dass die minimale Versorgung mit dem Abbau von Struktur und einer immer schwächer werdenden Energiebereitstellung einhergeht. Erinnern wir uns an das Bild von Megalopolis. Dort gibt es die großen Wasserstraßen, dann die kleineren Abzweige und schließlich werden die Wege und Kanäle immer kleiner bis sie im Treppenhaus vor einer Wohnungstür enden. Bis dorthin muss der Transport der Werkzeuge, sowie der Bau-, Schutz- und Reinigungsstoffe sichergestellt sein. Von den vier wichtigsten Körperflüssigkeiten Blut, Lymphe, Gewebeflüssigkeit und Zellflüssigkeit hängt die Strömungsgeschwindigkeit der beiden erstgenannten direkt und die der Gewebeflüssigkeit indirekt von der Muskelbewegung ab. Beispielsweise in Gefäßen der Beine sind Klappen eingebaut, die bei der Muskelbewegung die Pumpbewegung des Herzens unterstützen.

Äußere Bewegung schafft innere Bewegung

Die Länge der Kapillargefäße eines mittelgroßen Menschen beträgt bis zu 100.000 km, reicht also fast zweieinhalb mal um die Erde. Die Fläche an der die Nährstoffe aufgenommen und Abfallstoffe abgegeben werden können beträgt 6 - 7 Tausend Quadratmeter. Merken Sie „was da alles passiert"? Und wenn Sie jetzt noch erfahren, dass die Durchblutung im bewegten Muskel im Vergleich zum Unbewegten etwa 200:1 ist gibt es eigentlich keinen Grund mehr, Bewegungsmuffel zu sein.

Wie wichtig Bewegung insbesondere für die Haut ist, merken Sie daran, dass sie bei körperlicher Betätigung rot wird, also vermehr durchblutet wird. Und nichts benötigt eine Haut, die von Grund auf repariert werden muss mehr, als die dafür notwendigen Materialien und Werkzeuge.

Für welche regelmäßige Bewegung Sie sich entscheiden, wie oft, wie lange und wie intensiv Sie sich bewegen sollten, lesen Sie bitte im „Leichter leben" nach. Dort ist es ausführlich beschrieben. Zu was Sie als Neurodermitiker momentan in der Lage sind, merken Sie selbst am besten, indem sie es vorsichtig versuchen. Ihr Körper signalisiert Ihnen

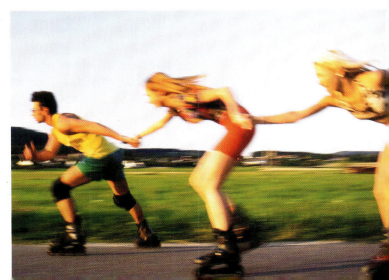

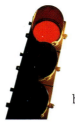

sofort was möglich ist. Aber schon regelmäßiges Spazierengehen in langsam schneller werdendem Lauftempo, kann deutlich wahrnehmbare positive Veränderungen bewirken.

Muskeln bewegen Knochen – Knochen bewegen Ionen

Jedesmal wenn Sie sich bewegen, ziehen Muskeln an Knochen. Sonst käme keine Bewegung zustande. Dieses Ziehen verbiegt die Knochen unmerklich, weil äußere Kräfte überwunden werden müssen. Selbst bei leichten Bewegungen, wenn nur gegen die Schwerkraft gearbeitet werden muss, führt das zu drastischen biophysikalischen Phänomenen. Elektromagnetische Felder entstehen, weil die Knochen durch ihren kristallinen Aufbau wie Spannungserzeuger wirken. In der Elektrotechnik spricht man von piezoelektrischen Effekten. Das im Knochen eingelagerte Kalzium wirkt wie ein Gleichrichter und sorgt für eine, den Zellen zur Verfügung stehende Gleichspannung. Dadurch erhöht sich das Spannungspotential an der Zellwand, wodurch der Ionentransport in die Zelle hinein und aus der Zelle hinaus wesentlich dynamischer ablaufen kann. Durch die Energetisierung des gesamten Körpers bei Bewegung erhöht sich also die Umsatzrate des Stoffwechsels enorm. Damit ergänzt der biophysikalische Effekt der Knochenbewegung, den die Strömungsgeschwindigkeit erhöhenden Effekt der Muskelbewegung. Das Blut, die Lymphe, die Gewebeflüssigkeit und die Flüssigkeit der Zellen, sie alle werden durch die äußere Bewegung mitbewegt und damit der Stoffwechsel hinunter bis auf Zellebene angeregt.

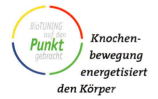

Knochenbewegung energetisiert den Körper

WingTsun-ChiKung: Hochwertige Bewegung für beste Energie

Die beschriebenen bioelektrischen Effekte passieren immer, wenn wir uns bewegen. Der Körper ist auf die dabei erzeugte Energie angewiesen. Die Menge und Vielfalt der entstehenden Energie hängt von den Bewegungsmustern ab, die wir ausführen. Je weniger und einseitiger wir uns bewegen, desto eingeschränkter in Qualität und Quantität wird die erzeugte Energie.

So bewegen Sie ihre Haut gesund

Da wir uns durch die heutigen Lebensgewohnheiten immer weniger, oder wenn dann meist einseitig bewegen (Tennisellenbogen) geraten wir immer mehr in ein Energiedefizit, dass den meisten Menschen gar nicht bewusst ist. Dass diese Bewegungsgewohnheiten die Ursache für Gelenkverschleiß, Bandscheibenleiden und den größten Teil der heute weit verbreiteten Schmerzustände sind möchte ich hier nur am Rand erwähnen. Im "Leichter leben" habe ich diese Zusammenhänge ausführlich beschrieben.

WingTsun-Chi-Kung: Hochwertige Bewegung verursacht hochwertige Energie

Zurück zum Energiedefizit. Die meiste piezoelektrische Energie bekommen wir dann wenn wir uns so oft wie möglich so vielseitig wie möglich bewegen. Und dafür gibt es eine spezielle Lösung die - wen erstaunt es wenn es um das Thema Energie geht - vor langer Zeit in China entwickelt wurde. Das WingTsun-ChiKung, das eine besondere Variante des allgemein bekannten Qi-Gong oder Tai-Chi jedoch mit völlig eigener Tradition und Theorie ist, wurde genau für folgende Zielsetzung entwickelt: Das Bewegungsspektrum des Menschen, das durch den Körper- und Gelenkbau festgelegt ist, wird zu 100 Prozent abgebildet. Das heißt der WingTsun-ChiKung-Übende bewegt seinen Körper in alle Bereiche und Winkel für die er gebaut ist. Dadurch erzeugt er ein Energiemuster wie es vollständiger, also qualitativ hochwertiger nicht sein kann.

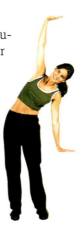

Wenn es Ihnen schwerfällt, die beschriebenen Effekte nachzuvollziehen dann probieren Sie es am besten aus. Im „Leichter leben" finden Sie 12 einfache Bewegungsübungen aus dem WingTsun-ChiKung-Bewegungsprogramm, die Sie am eigenen Körper fühlen lassen wie sich diese Energetisierung anfühlt. Wenn man das Bewegungssystem richtig lernt führt man keine Einzelbewegungen mehr aus sondern bewegt sich in genau festgelegten Abläufen einige Minuten am Stück. Diese Bewegungsabläufe werden sehr langsam und bewusst gemacht. Einmal am Tag ausgeführt laden Sie alle Körperbereiche auf, so dass der Zellstoffwechsel überall aktiviert wird. Dies ist die wichtigste Voraussetzung für die Regeneration der Haut. Bei Neurodermitikern haben wir zusätzlich die Erfahrung gemacht, dass sich das einzwängende Gefühl der Hautspannung in den von der Krankheit betroffenen Bereichen spürbar verbessert. Natürlich dürfen Sie Hautpartien die sehr spröde sind nicht zu plötzlich und zu extrem bewegen und dehnen damit die Haut nicht einreißt. Wenn Sie aber innerhalb der durch das Hautgefühl vorgegebenen Grenzen bleiben wird es täglich besser gehen. So erobern Sie für sich und Ihre Haut wieder Bewegungsmöglichkeiten, die Sie vielleicht als für immer verloren glaubten.

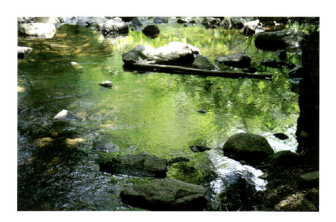

Der Chi-Trainer: Energie durch Bewegung beim Ausruhen

Zum Schluss des Bewegungskapitels möchte ich Ihnen noch ein Gerät vorstellen, von dessen therapeutischem Nutzen ich überzeugt bin. Es handelt sich dabei um die moderne Variante einer alten chinesischen Manualtherapie, mit der verrutschte Bandscheiben wieder in ihre korrekte Lage gebracht werden können. Dabei liegt der Patient auf dem Rücken. Der Therapeut umfasst beide Unterschenkel knapp über dem Fußgelenk, hebt die Beine im Winkel von ungefähr 35 Grad hoch, und schwenkt sie locker hin und her.

Findige Asiaten konstruierten ein entsprechendes Gerät bei dem die Fußgelenke in einer Halteschale liegen, die durch einen Elektromotor hin und her bewegt wird. Sie haben diese Geräte bestimmt schon in der Fernsehwerbung gesehen, wo sie inzwischen leider verramscht werden.

Auf hochwertigen Geräten, die in der Geschwindigkeit möglichst variabel einstellbar sein müssen und bei denen die Bewegung einen leichten Bogen beschreibt, sind unglaubliche Effekte erzielbar. Sie haben einen außerordentlich entspannenden Effekt. Was aber noch viel wichtiger für unsere Anwendung bei Neurodermitis ist: Sie energetisieren den Körper so massiv, und steigern den Stoffwechsel und die Sauerstoffversorgung so deutlich wahrnehmbar, dass jeder Patient, der eine Zeitlang damit bewegt wird, ein Kribbeln von den Füßen bis zum Kopf verspürt. Ich setze diese Geräte bei Neurodermitis und Psoriasis als Basistherapie ein, die die Wirkung der ganzen Behandlung positiv unterstützt.

SO HEILEN SIE SICH VON NEURODERMITIS

Viele Gesundheitsbücher zu allen möglichen Themen werden geschrieben. Doch was ist der Sinn? Informationen geben, eigene Erfahrungen darstellen, das verbreiten, was man selbst als gut für sich erfahren hat, damit andere davon profitieren können; bisher unbekannte, neue Entwicklungen, die den Menschen gut tun, unterstützen.

All das sind gute Gründe. Und doch nutzt alles Schreiben, alle Öffentlichkeitsarbeit nichts, wenn das Wissen nicht umgesetzt wird; wenn Sie als Leser sich das Wissen ins Bücherregal stellen und sich darauf ausruhen, dass Sie es besitzen. Mein Wunsch: Leben Sie es, dieses Wissen und schenken Sie das Buch einem anderen Menschen, sobald Ihr Weg klar ist.

Ich wünsche mir sehr, dass Sie nun selbst aktiv werden.

Viel Erfolg dabei wünscht Ihnen Ihre Petra Bracht

Den ersten, wichtigsten Schritt haben Sie bereits getan

Sie wissen jetzt eine ganze Menge. Mehr als genug, um Ihre Krankheit in den Griff zu bekommen. Aber alles Wissen nutzt nichts, ohne es in die Tat umzusetzen, sagen die Chinesen. Also tun Sie. Übernehmen Sie die Verantwortung für sich selbst, werden Sie aktiv. Niemand anderes kann mehr zu Ihrer Gesundung beitragen als SIE SELBST. Und wie groß die „Wand" auch ist, die Sie vor sich sehen. Die längste Reise beginnt mit dem ersten Schritt. Dieser erste ist der wichtigste. Und den haben Sie bereits getan. Sie haben sich nämlich die Informationen über Ihre Reise besorgt: Die Landkarte, die Hotels, die Sehenswürdigkeiten, die schönsten Strände. Sie haben alles, was Sie brauchen, um alle Schritte ihrer Reise nun zu planen. Und - bei aller Planung - sollten Sie auf Ihrer Reise entdecken, dass Sie eine andere Route schöner finden, eine Stadt anschauen möchten,

So heilen Sie sich mit BioTUNING

die vorher unbekannt war: Tun Sie es! Wenn Ihre Reise begonnen hat, haben Sie alle Freiheiten flexibel zu entscheiden. Wichtig ist der erste, nun getane Schritt. Dann geht es mit der Planung der wichtigsten Etappen und einigen wichtigen Entscheidungen, die Sie treffen müssen, weiter.

Mein Buch haben Sie nun gelesen. Sie haben zwei weitere vor sich. Keine Angst, diese sind wesentlich kürzer. Das erste von Norbert Fuchs ist ein spannender Entdeckerroman. Er erzählt die Geschichte seiner Erfindung. Diese Erfindung könnte eine ganze Menge mit Ihrer Krankheit zu tun haben. Wieviel? Das entscheiden Sie später selbst.

Das zweite Buch von Walter Ohler enthält ganz persönliche Geschichten. Patienten, die Neurodermitis oder Psoriasis haben oder hatten, erzählten Walter Ohler Ihre Geschichte. Er bereitete diese Geschichten, die naturgemäß viele Seiten füllen würden, für Sie auf, indem er die wesentlichen Inhalte zusammenfasste. Vielleicht entdecken Sie, dass es einigen von Ihnen ganz ähnlich erging wie Ihnen selbst. Lesen Sie soweit Sie möchten.

72 Stunden um zu entscheiden und zu handeln

Wenn Sie das Buch fertig gelesen oder irgendwann einfach damit aufgehört haben, sind Sie an einem sehr wichtigen Punkt angekommen. Lassen Sie uns kurz innehalten und resümieren. Sie haben irgendwann die Entscheidung getroffen, dieses Buch zu kaufen. Das war die 1. Entscheidung. Direkt danach oder auch später haben Sie es gekauft. Das war die 1. Handlung. Beides zusammen haben wir vorhin als ersten Schritt auf der Reise bezeichnet.

Wenn Sie dieses Buch irgendwann aus der Hand legen, weil Sie fertig sind oder nicht mehr weiter lesen, ist es äußerst wichtig, innerhalb der nächsten 72 Stunden zu beginnen. Also das, was Sie tun möchten, umzusetzen. Denn wenn Sie während dieser Zeit nicht angefangen haben, sich aktiv um die Gesundung Ihrer Haut zu kümmern, sinkt die Wahrscheinlichkeit, dass Sie es später noch tun drastisch.

Die im Folgenden beschriebenen 2 Entscheidungen und 2 Handlungen müssen alle innerhalb dieser Zeit geschehen. Schauen

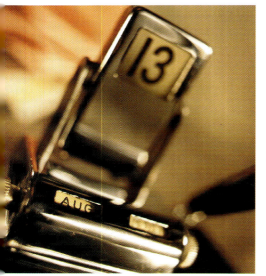

Sie also sobald Sie das Buch weglegen auf das Datum und die Uhrzeit. Dann rechnen Sie 72 Stunden hinzu und schreiben den Wochentag mit Datum und Uhrzeit auf Klebezettel, die Sie überall dort hinkleben, wo Sie oft sind oder vorbeigehen. Gute Stellen sind der Badezimmerspiegel, der Toilettendeckel, der Nachttisch, die Wohnungstür, der Kühlschrank, der Computer oder Fernseher sowie das Armaturenbrett im Auto.

In den folgenden Textabschnitten gehen wir nun im Einzelnen durch, woraus diese 2 Entscheidungen und 2 Handlungen bestehen.

Entscheidung Nr. 2: Das Gefühl für Ihren ganz persönlichen Weg

Nachdem Sie das Buch gelesen haben, werden Sie ein Gefühl zu den Inhalten bekommen haben. Entweder Sie merken, dass all diese Vorgehensweisen nichts für Sie sind, dann verschenken Sie bitte das Buch gleich weiter an jemanden der auch unter Neurodermitis oder Psoriasis leidet oder solche Personen kennt. Oder Sie möchten nun selbst versuchen, diesen Weg für sich zu erschließen und begehbar zu machen.

Treffen Sie diese Entscheidung möglichst spontan. Versuchen Sie, nicht über die Folgen Ihrer Entscheidung nachzudenken. Erinnern Sie sich an Ihr Gefühl, das Sie beim Lesen empfanden. War es gut? War Ihnen unwohl? Fühlten Sie sich angesprochen? Treffen Sie Ihre Entscheidung aus dem Bauch heraus. Dann entscheidet nämlich Ihr Körper. Treffen Sie eine logische, intellektuelle Entscheidung, so ist die Chance gegen den Willen Ihres Körpers etwas durchzusetzen sehr gering und würde unverhältnismäßig viel Energie kosten.

Sie haben sich entschieden, dass Sie Verantwortung für sich übernehmen und weitermachen? Dann treffen Sie bitte gleich die nächste, vorerst letzte Entscheidung.

Entscheidung Nr. 3: Mit oder ohne therapeutische Begleitung

Sie haben prinzipiell 2 Möglichkeiten, das Ziel Ihrer Gesundung aktiv anzugehen. Entweder Sie suchen sich einen entsprechenden Therapeuten oder Sie therapieren sich selbst. Haben Sie bitte keine Sorge vor einer Fehlentscheidung, die nicht mehr zu ändern ist. Sie können jederzeit die Vorgehensweise ändern oder auch beide kombinieren. Denken Sie daran: Wenn auf Ihrer Reise etwas auftaucht, weswegen sie Ihre Route ändern möchten, so tun Sie es. Bleiben Sie flexibel für Situationen, Inhalte oder Erfahrungen, die Ihnen zwischendurch begegnen und eine Kursänderung nötig machen. Wichtig ist, dass Sie auf dem Stand Ihres momentanen Gefühls diese Entscheidung treffen. Möchten Sie sich therapeutisch begleiten lassen, so lesen Sie hier weiter. Möchten Sie sich selbst therapieren überspringen Sie die entsprechenden Abschnitte.

So finde ich den passenden Therapeuten

Als Therapeuten kommen Ärzte oder Heilpraktiker in Frage. Wenn Sie noch keinen Therapeuten Ihres Vertrauens haben, der die beschriebenen Vorgehensweisen unterstützen möchte, fragen Sie im Freundeskreis. Irgend jemand wird Ihnen einen Ansprechpartner nennen können. Handelt es sich um einen Arzt, so erkundigen Sie sich, ob er die Zusatzbezeichnung für Naturheilverfahren führt. Dann ist die Wahrscheinlichkeit höher, dass er die beschriebenen Untersuchungen und Therapien überhaupt anbieten kann. Beim Heilpraktiker ist die Wahrscheinlichkeit höher. Bei diesem sollten Sie darauf achten, welche Ausbildungen er absolviert hat. Es gibt heute spezielle Schulen, die sehr gute, vielseitige Ausbildungen anbieten.

Letzte Sicherheit darüber, ob Sie beim für Sie richtigen Therapeuten sind, werden Sie ohnehin nur bekommen, wenn Sie ein Erstgespräch führen.

Essen sie Ihre Haut gesund: Der ganzheitliche Weg

Handlung Nr. 2: Ein Gespräch mit dem Therapeuten Ihrer Wahl führen

Dies ist die 2. Handlung von der ich sprach. Vereinbaren Sie einen Termin und gehen Sie zu dem Therapeuten, den Sie für kompentent halten. Erklären Sie, was Sie vor haben, fragen Sie nach seiner Einschätzung und hilfreichen Tipps, um Ihre Planung vielleicht zu verbessern. Sie werden schnell merken, ob Ihr Gegenüber mit mündigen, selbstbewussten Patienten umgehen kann oder nicht. Bitte beachten Sie andererseits auch, dass Ihnen Menschen mit Jahrzehnte langer Berufserfahrung gegenübersitzen. Hören Sie sich die Agumente in Ruhe an. Nach diesem Gespräch wissen Sie, ob Sie beim Richtigen sind. Widerspricht er wichtigen Inhalten dieses Buches, so müssen Sie für sich entscheiden, wie Sie damit umgehen.

Das Problem mit der Kostenerstattung

Die Verantwortung für die eigene Gesundheit beinhaltet eventuell auch finanzielle Verantwortung. Das bedeutet, dass es Untersuchungen, Therapien oder Wirkstoffe gibt, die nicht von den Kassen übernommen werden. Es existieren Leistungen, die von allen Kassen erstattet werden, Leistungen die nur von den privaten Krankenkassen getragen werden, solche bei denen es auf die schriftliche Begründung des Arztes ankommt und solche die privat bezahlt werden müssen.

Es ist natürlich nicht gerade motivierend, dass Menschen die sehr viel für ihre Gesundheit tun, die gleichen Beiträge zahlen wie solche, die sehr ungesund leben und dadurch viel höhere Kosten verursachen. In den letzten Jahren beginnen einige Kassen, die gesunde Lebensweise oder die Inanspruchnahme von Leistungen in die Gestaltung der Beitragshöhe einfließen zu lassen. Fakt ist aber, dass viel zu wenig finanzielle Mittel zur Verfügung stehen. Diese Situation wird sich leider in Zukunft immer weiter verschlechtern.

Wenn Sie die Möglichkeit haben, so sollten Sie überlegen, in eine Privatversicherung zu wechseln. Diese erstatten erfahrungsgemäß naturheilkundliche Leistungen erheblich freizügiger. Bitte erkundigen Sie sich aber genau und aktuell, denn in diesem Bereich gibt es rasante Veränderungen. Es gibt Berater, die sich in diesem Gewirr von Verordnungen auskennen und immer auf dem neuesten Stand sind. Beim Therapieplan, den sie zusammen mit Ihrem Therapeuten erstellen oder den Sie bei der Eigentherapie selbst erstellen, bleibt Ihnen nichts anderes übrig, als die Untersuchungen, Therapien oder Wirkstoffe, die Sie nutzen möchten auf ihr Kosten-Nutzen-Verhältnis abzuwägen.

Sie therapieren sich selbst

Wenn Sie diese Entscheidung getroffen haben, so besteht Ihre 2. Handlung darin, anhand des Buches einen persönlichen Therapieplan zu erstellen. Gehen Sie alle Untersuchungen, Therapien und Wirkstoffe nacheinander durch, fühlen Sie in sich hinein und entscheiden Sie, wie Sie vorgehen möchten. Ordnen Sie alles und erstellen SIe einen Ablaufplan. Wenn Sie die Vorgehensweise, die Ihnen am meisten zusagt, schriftlich skizziert haben, so ist das schon zur Hälfte die Umsetzung.

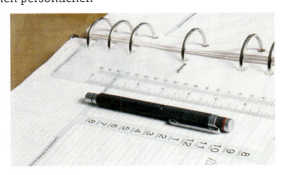

Handlung Nr. 3: Die Umsetzung des Plans

Wenn alle Vorbereitungen abgeschlossen sind und alle notwendigen Entscheidungen getroffen wurden, geht die Reise los. Ich möchte Sie nocheinmal darauf hinweisen, wie wichtig es ist, mit dem Start nicht länger als 72 Stunden zu warten. Sie verlassen nun Ihre alte Situation, verabschieden sich von ihr. Diese Reise führt Sie, wenn Sie einmal gestartet sind, immer weiter. Sie werden nicht mehr zu Ihrer Ausgangssituation zurückkehren. Aber das sollte eigentlich kein Problem für Sie sein. Ihr Körper hat Ihnen doch schon lange Zeit signalisiert oder sogar massivst bedrängt, dass Sie sich nicht mehr wohlfühlen - in Ihrer Haut. Seien Sie sicher: Egal wie die Reise ausgeht, wo sie endet - Sie werden weiter sein.

Ich möchte Ihnen nochmals eine Gute Reise wünschen
Ihre Petra Bracht

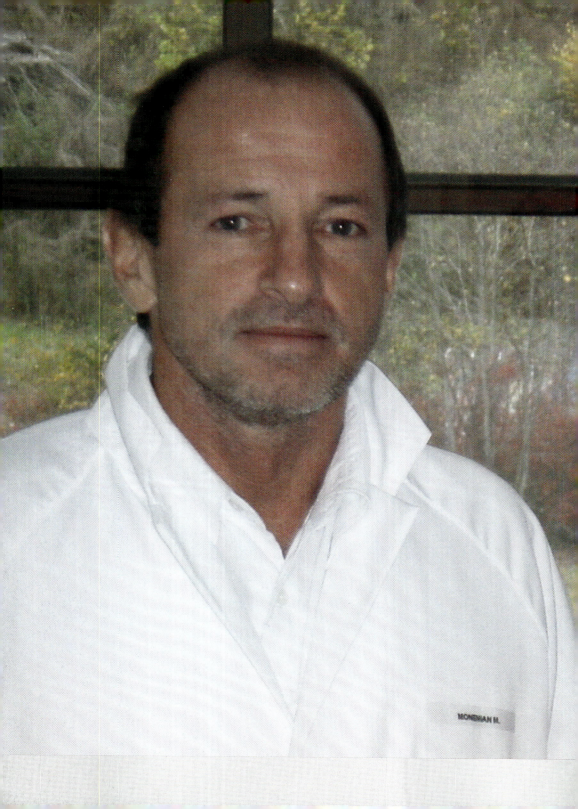

Buch 2

NORBERT FUCHS
NEURODERMITIS, EIN MANGEL-ZUSTAND?

PETRA BRACHT TRIFFT NORBERT FUCHS

Man trifft im Leben viele Menschen. Aber man trifft nur einige, denen man begegnet. Vielleicht sind es Seelenverwandschaften, vielleicht ist es Schicksal, vielleicht gemeinsame Ziele und Lebensinhalte. Vielleicht auch alles zusammen.

Wichtig ist: Mensch bleiben

Norbert Fuchs kenne ich nun seit knapp 7 Jahren. Als ich ihn traf, war ich sofort positiv berührt. Ein Pharmazeut mit solch einem großen, fast ausschließlichem Interesse für Vitamine und die anderen natürlichen Mikronährstoffe, war mir noch nicht begegnet. Genau wie ich aus einer Ausbildung kommend, die sich streng wissenschaftlich sieht, war er ebensowenig engstirnig und im Gegenteil offen für die ganzheitliche Herangehensweise an das Thema Gesunderhaltung der Menschen.

Genau wie mir, wurde ihm im Laufe der Jahre klar, daß unsere Ernährung eine wesentliche Rolle für die Gesundheit spielt. Deshalb war ich nicht überrascht zu erfahren, daß er einen Mikronährstoff-Komplex kreiert hat, der eine hohe Erfolgsrate bei der Behandlung der Hautleiden Neurodermitis und Psoriasis aufweist. In den vielen Jahren meiner Arbeit mit Patienten zeigte sich immer wieder, wie massiv individuelle Fehlernährung zum Ausbruch dieser Krankheitsbilder beiträgt. Und andersherum, wie das Krankheitsbild deutlich

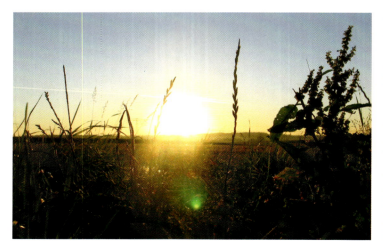

über gezielte Ernährungsumstellungen beseitigt werden kann. Besonders faszinierend empfand ich, daß er eine Kombination kreierte, die weder Kortison noch andere Substanzen enthält, die Nebenwirkungen verursachen können. Sein Wirkstoffkomplex eignet sich deswegen für meine überwiegend naturheilkundliche Herangehensweise hervorragend zur Abdeckung des Mikronährstoffbedarfs.

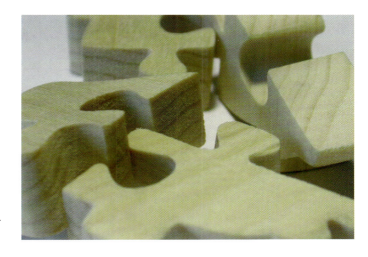

Das was ich in meiner Therapie gezielt ersetze, nachdem die Mängel analysiert sind, wird dort vorsorglich rundum aufgefüllt. Das macht die Betroffenen unabhängiger von Therapeuten, da sie sich ohne das Risiko einer Fehldosierung selbst mit den nötigen Nährstoffen versorgen können. Sollte sich herausstellen, daß die Ursachen anders gelagert sind, können die anderen Therapieverfahren immer noch ergänzend eingesetzt werden.

In den Fällen, in denen andere Einzeltherapien nicht den gewünschten Erfolg bringen, weil sie nicht so umfassend wie im *BioTUNING* angelegt sind, kann der Nährstoffkomplex vielleicht die fehlende Lücke schließen. Krankheiten wie Neurodermitis und Psoriasis haben immer multifaktorielle Ursachen, denen man so vielfältig wie möglich begegnen sollte. Den durchschlagendsten Erfolg hat man daher sicherlich, wenn man den ganzheitlichen Weg, den das *BioTUNING*-Konzept beschreitet und das lückenlose zur Verfügung stellen aller wichtigen Mikronährstoffe wie bei Norbert Fuchs, kombiniert.

DIE ENTSTEHUNGSGESCHICHTE DES NEURODERMITIS-WIRKSTOFFKOMPLEXES

Manchmal braucht es viele Jahre von der Idee bis zur endgültigen Umsetzung. Forscherdrang, Ehrgeiz, Überzeugung, Fügungen und der Wille Gutes zu tun führen irgendwann ans Ziel.

Die Bestimmung

Es war im Jahr 1985 als mich ein steirischer Arzt anrief: „Ich habe ein äußerst wirksames Naturheilmittel zur Behandlung von Neurodermitis und Psoriasis. Es handelt sich um Stutenmilch. Das Problem ist allerdings, dass Stutenmilch so schnell verdirbt. Ein Freund riet mir, Sie anzurufen. Sie könnten mir vielleicht weiterhelfen." Ehrlich gesagt, mein Interesse hielt sich in Grenzen. Ich hatte von Stutenmilch noch nie etwas gehört, geschweige denn von einer therapeutischen Wirkung. Der Arzt dürfte meine Skepsis gespürt haben, was aber wohl wenig Sensibilität erforderte. Jedenfalls rief mich einige Wochen später der zitierte gemeinsame Freund, ein Pharmamanager, an: „Sie sollten sich die Sache genauer ansehen. Dr. Skreiner ist ein seriöser und erfahrener Arzt. Investieren sie doch die paar Stunden in das Gespräch."

Einige Wochen später saß ich Dr. Skreiner gegenüber. Mir fiel sofort die emotionale Rethorik des Mannes auf, wenn er über seine Erfahrungen mit Stutenmilch erzählte. Diese Emotion passte so gar nicht zum sachlichen Persönlichkeitsbild des Mediziners. „Ich übe seit mehr als drei Jahrzehnten den Beruf des Arztes aus. Im Laufe meiner Berufsjahre musste ich immer mehr erfahren, dass es die Natur ist, die den Kranken heilt. Wie sonst hätte die Menschheit Tausende von Generationen überleben können? Wussten Sie, dass Stutenmilch den mongolischen Reitervölkern als Nähr- und Heilmittel galt? Wussten Sie, dass es noch bis in Stalins Zeiten russische Stutenmilch-Sanatorien zur Behandlung von TBC-Kranken gab? Wussten Sie, dass in den

Zwischenkriegsjahren Stutenmilch als Muttermilch- Ersatz für Säuglinge diente? Und wussten Sie, dass Stutenmilch in der Volksheilkunde bei Neurodermitis und Psoriasis eingesetzt wird?", bombardierte mich Dr. Skreiner mit Fragen. Nein, ich wusste nichts von all dem. Bei allem Respekt vor der Autorität dieses Arztes, ich hatte aber auch keinen blassen Schimmer, was ich mit diesen Erkenntnissen zu tun haben sollte.

„Stutenmilch ist biologisch hoch aktiv. Lebendes, biologisch vitales Material, wenn sie so wollen", klärte mich der Arzt auf. „Ein biologisches Kraftwerk an aktiven Enzymen, freien Amino- und

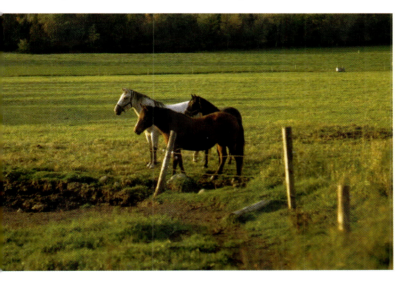

essentiellen Fettsäuren, Acetylcholin, Vitaminen und Spurenelementen." Nun verstand ich, wo meine Rolle sein sollte. Derart hochwertige biologische Substanzgemische haben in der Regel einen profanen Nachteil. Je höher die biologische Aktivität, umso kürzer die Haltbarkeit. Bei Stutenmilch ist diese Diskrepanz besonders ausgeprägt: Bei Zimmertemperatur beträgt die Haltbarkeit 1 - 2 Tage, bei Kühlschranktemperaturen wenige Tage mehr. „Sie sind doch Pharmazeut - und innovativ, wie man mir sagte? Kann man Stutenmilch haltbar machen, ohne die biologische Vitalität einzuschränken?", fragte mich Dr. Skreiner und schaute mich fragend an. Er hatte den Nerv meines erfinderischen Ehrgeizes getroffen.

Die Entwicklung

Nun begann die wissenschaftliche Grundlagenarbeit. Ausgestattet mit einer gehörigen Portion Naivität und Optimismus ging ich an die Sache heran. Meine Kollegin, die Molekularbiologin Gertrude Markolin, begann, die wissenschaftliche Literatur über Stutenmilch zu recherchieren. Die Ergebnisse waren für uns eher ernüchternd. Die Anzahl der wissenschaftlichen Publikationen füllte kaum die Hälfte eines Aktenordners. Die Studien stammten vorwiegend aus den 30er und 50er Jahren und entsprachen nicht annähernd den aktuellen wissenschaftlichen Anforderungen. Kurz gesagt, wir waren nicht gerade überwältigt von der Qualität und Quantität des Recherchematerials. Und trotzdem hatten all die medizinischen Erfahrungsberichte eines gemeinsam: Sie beschrieben die therapeutischen Erfahrungen von Medizinern, die Erfahrungsheilkunde betrieben. Heute, 20 Jahre später, weiß ich, dass es vor allem die Sprache und das humanistische Weltbild aus jener Zeit ist, die moderne Wissenschaftler häufig zu abschätzigen Kommentaren provozieren. Und gerade heute täten wir gut daran, das teilweise verschüttete Gedankengut der damaligen Zeit in die moderne Forschung zu integrieren.

Die eigentliche Herausforderung aber lag zu jenem Zeitpunkt für uns wo anders: Wie konnten wir Stutenmilch haltbar machen, ohne die biologische Vitalität zu reduzieren? Wir investierten Geld in die Entwicklung geschlossener Destillations-Apparaturen aus Glas. Noch mehr aber investierten wir Zeit in unzählige Reihenversuche. Enzyme und Mikroorganismen benötigen für ihre Aktivität Wärme, ein bestimmtes pH-Milieu und Feuchtigkeit. Die Temperatur konnten wir nicht beeinflussen, den pH-Wert durften wir nicht verändern, also blieb der Faktor Feuchtigkeit. Wir mussten der Stutenmilch die Feuchtigkeit entziehen. Der logische Weg des Verdampfens schied aus, da Enzyme bei Temperaturen über 42° C zerstört werden. Wir

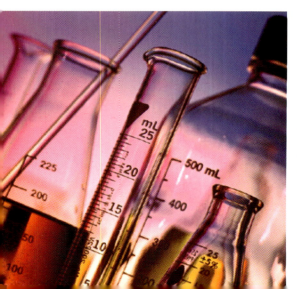

wählten daher den Weg der Evaporation, also der Vakuum-Ver-
dampfung. Das Ergebnis war die materialisierte Enttäuschung
schlechthin. Als Rückstand des Evaporationsprozesses erhielten
wir eine amorphe, klebrige Masse, die eher an gebrauchten Kau-
gummi erinnerte als an einen biologisch hochwertigen Rohstoff.
Rosemarie Schabernigg, meine Kollegin im Labor, hatte sich mit
dem Laborspatel die Handinnenflächen wund gescheuert und
war schier am Verzweifeln. Um die Sache kurz zu machen: Endlich nach mehreren Monaten wurden wir für unsere Hartnäckig-
keit belohnt. Wir hatten ein Verfahren entwickelt, feinst pulveri-
sierte, geschmacklich neutrale und haltbare Stutenmilch zu
gewinnen, ohne dabei die mikrobiologische und enzymatische
Aktivität der Stutenmilch einzuschränken. Der Erfolg
beschränkte sich zwar auf Labormaßstäbe, aber immerhin. Wir
waren stolz und meldeten das Verfahren 1989 zum Patent an.

Die großtechnische Umsetzung

Rupert Klingler, ein begnadet kreativer Maschinenschlosser,
war von der Idee fasziniert, eine Großanlage zur Serienproduk-
tion zu entwickeln. In zahllosen Gesprächen sammelte Rupert
all jene Vorgaben und Qualitätskriterien, die er zur Entwicklung
der Stutenmilch-Trocknungsanlage benötigte. Nachdem er alle
Fakten gesammelt hatte, entwarf er die Konstruktionspläne,
allerdings nur mit vagen schriftlichen Aufzeichnungen. Daraufhin gab er sämtliche Edelstahl-Teile in Produktionsauftrag –
und verstarb wenige Wochen danach bei einem Motorradunfall.
Sein Nachfolger, Stefan Ritzer, benötigte etwa 2 Jahre, um die
Pläne des Erfinders zu rekonstruieren. Mittlerweile stehen mehrere Anlagen zu Verfügung, mit einer Produktionskapazität von
mehreren tausend Litern pro Woche.

Stutenmilch als Heilmittel

Die russischen Skythen tranken Stutenmilch zur Stärkung ihrer
Immunkraft. Sie waren ein reisefreudiges Volk und verbreiteten
die Kultur des Stutenmilch-Trinkens über große Teile Osteuro-
pas und Asiens. Cleopatra badete in Stutenmilch. Sie setzte ihre

Neurodermitis, ein Mangelzustand?

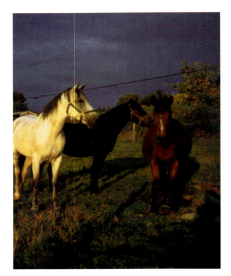

Klugheit und ihre Schönheit gleichermaßen ein, um das große Reich Ägyptens umsichtig und erfolgreich zu führen. Die Hunnenvölker schöpften ihre kriegerische Kraft aus Stutenmilch. Sie hielten zu diesem Zweck Stutenherden, die sie auf ihren Eroberungsfeldzügen mitführten. Russische Ärzte setzten Stutenmilch zur Behandlung von Lungen- und Verdauungserkrankungen ein. 1913 existierten im Zarenreich 68 Stutenmilch-Heilanstalten, in denen jährlich 25.000 Tuberkulosekranke behandelt wurden. Diese chronologisch durchgehende Historie der medizinischen Verwendung von Stutenmilch dürfte im Laufe der 20er Jahre des vorigen Jahrhunderts das medizinische Interesse in Westeuropa geweckt haben:

In Deutschland begann man etwa um 1950, Stutenmilch therapeutisch einzusetzen. In Landkreis Lahr setzte der Leiter der Lungenheilstätte Ettenheimmünster, Chefarzt Dr. H. Svoboda, Stutenmilch bei Lungentuberkulose, Krebs und allgemeinen Schwächezuständen erfolgreich ein. An der Berliner pädiatrischen Klinik begann Professor Dr. Wiesinger um 1960, Stutenmilch bei jungen Säuglingen und Frühgeburten als Muttermilch-Ersatz zu verabreichen. Professor Wiesinger war von der Verträglichkeit und den therapeutischen Effekten der Stutenmilch so beeindruckt, dass er die Einrichtung von Stutenmilchfarmen dringend empfahl. Einen interessanten Effekt zur Stutenmilch-Therapie lieferte S. Begovic 1954 an der Universität Sarajewo: Begovic wies auf einen besonders hohen Acetylcholin-Gehalt der Stutenmilch hin. Acetylcholin gilt als Gegenspieler des Stresshormons Adrenalin. 1951 erschien eine Arbeit aus der Universitäts-Kinderklinik Helsinki, die positive Wirkungen von Stutenmilch auf die Darmflora von Säuglingen beschrieb. Andere Ärzte therapierten erfolgreich bei Magen-, Darm- und Lebererkrankungen. Ab 1980 häuften sich die medizinischen Berichte über den erfolgreichen Einsatz von Stutenmilch bei Neurodermitis und Psoriasis, ohne dass zu diesem Thema eine seriöse zusammenfassende Publikation erschienen wäre.

Persönliche Erfahrungen

Als meine älteste Tochter Julia etwa 12 Jahre alt war, wurden wir selbst mit er Erkrankung Neurodermitis konfrontiert. Ich arbeitete zu dieser Zeit als Apotheker und musste miterleben, wie eine junge, sympathische Frau im Alter von etwa 20 Jahren an den Folgen einer generalisierten Neurodermitis verstarb. Julias Erkrankung war vergleichsweise harmlos. Lokal begrenzte Regionen im Bereich der Arm- und Beinbeugen sorgten aber periodisch für aufflammenden Juckreiz und permanentes reaktives Kratzen der Kleinen. Trinkkuren mit im Wasser aufgelöstem Stutenmilch-Konzentrat brachten vorübergehend Linderung, letztlich aber keinen nachhaltigen Erfolg. Offensichtlich gehörte Julia zu den Stutenmilch-resistenten Fällen, wie sie auch in der Literatur häufig beschrieben waren. Die Suche nach einer nachhaltigen therapeutischen Lösung ging somit weiter.

Ernährungsbedingte Erkrankungen verlangen nach ernährungsmedizinischen Lösungen

Im Laufe der Jahre begannen wir, die Komplexität des menschlichen Stoffwechsels besser zu verstehen. Jede unserer 60 Billionen Körperzellen arbeitet wie eine Minifabrik: In jeder dieser Minifabriken arbeiten Tausende zelluläre Mitarbeiter, die sogenannten Zellenzyme. Diese Mitarbeiter arbeiten jedoch nicht mit bloßen Händen, sondern benötigen Spezialwerkzeuge. Wir kennen diese Spezialwerkzeuge unter der Bezeichnung Vitamine, Mineralstoffe und Spurenelemente.

Unsere Zellfabriken benötigen aber auch regelmäßig elastisches Baumaterial zur Regeneration defekter Stellen und zur Ausbildung neuer Zellen. Biologen bezeichnen dieses Baumaterial als hochungesättigte Fettsäuren. Die Minifabriken unseres Körpers produzieren, wie jede andere Fabrik auch, Stoffwechselmüll. Die

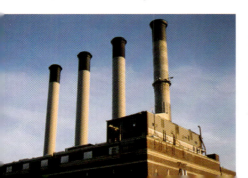

biologische Medizin spricht von Zellsäuren, die im zellumgebenden Bindegewebe wie in einer Mülldeponie zwischengelagert werden.

Letztlich entstehen in unseren Körperfabriken biologische Zündfunken, die in einem gesunden Organismus von biologischen Feuerlöschern neutralisiert werden. Biochemisch werden die Zündfunken als Radikale und Peroxide bezeichnet, die biologischen Feuerlöscher als Antioxidantien. Das kybernetische Zusammenspiel all dieser vier genannten Zellfaktoren entscheidet darüber, ob der Stoffwechsel in unserem Körper funktioniert, oder an der einen oder anderen Stelle „hängt" oder gar blockiert ist. So simpel diese Erkenntnis heute klingen mag, für unser Forschungsteam war der Weg ein langer und mühevoller.

Die biologischen Werkzeuge der Hautzelle

Wohl kaum jemandem von uns ist bewusst, dass unser Körper in jeder Sekunde etwa 8 Millionen neue Zellen produziert. Für einen 24 Stunden-Tag bedeutet dies die enorme Anzahl von 600 Milliarden Zellneubildungen. Die durchschnittliche Lebensdauer unserer Körperzellen beträgt in der Regel nur wenige Tage bis

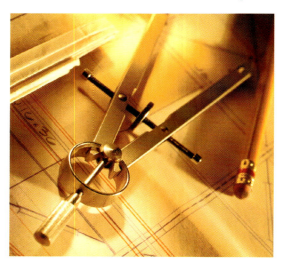

Wochen. Insbesondere unsere (Schleim-) Hautzellen haben eine nur sehr kurze Lebensdauer. Bewusst wird uns dieses Faktum nur nach Hautabschürfungen oder Schnittverletzungen. Dann können wir mit bloßem Auge sehen, wie rasch unser Körper regeneriert. Diese „Wundheilung" läuft aber auch ohne Schürf- oder Schnittverletzung tagtäglich in uns ab. Hautzellen werden permanent von innen nach außen, also von den Basalzellen bis hin zur Epidermis, nachgebildet. Abgestorbene Hautzellen werden als Schuppen (beim Psoriatiker sogar im Übermaß) abgestoßen. Wesentlich für die Synthese- und Regenerationsleistung

Die Entstehungsgeschichte des Neurodermitis-Wirkstoffkomplexes

unserer Hautzellen ist die Aktivität ganz bestimmter Zellmitarbeiter, der sogenannten Desaturasen. Nun ist aus der klinischen Forschung bekannt, dass insbesondere Neurodermitiker eine verminderte Desaturase- Aktivität zeigen. Unsere Forschungsarbeiten zielten darauf ab, nach Möglichkeiten zu suchen, die Aktivität dieses Enzymes zu verbessern. Die biochemische Auseinandersetzung mit dem Stoffwechsel von Desaturasen zeigte uns, dass diese zellulären Helfer einen besonderen Bedarf an bestimmten Werkzeugen haben. Diese Werkzeuge sind die Vitamine Riboflavin, Niacin, Pyridoxol, Vitamin C, Eisen, Magnesium und Zink. Die Zufuhr eines bedarfsadäquaten Werkzeug-Sortiments für die zellulären Desaturasen war somit ein wesentliches Kriterium zur Entwicklung einer speziellen Nährstoff-Formel für Neurodermitiker und Psoriatiker.

Die biologischen Baustoffe der Haut

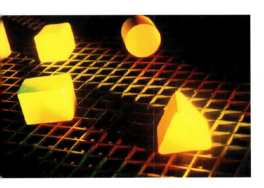

In Neurodermitiker-Kreisen ist die Einnahme von Nachtkerzensamenöl, Borretschöl und anderen hochwertigen Pflanzenölen weit verbreitet. Gemeinsam ist diesen Pflanzenölen der hohe Gehalt an Gamma-Linolensäure. Diese hochungesättigte Fettsäure gilt als verantwortlich für die Wirksamkeit der genannten Öle in Einzelfällen bei Neurodermitis (und Psoriasis). Betrachtet man den Stoffwechsel der Hautzellen genauer, so stellt man fest, dass die Gamma-Linolensäure die Ausbildung entzündungshemmender Prostaglandine fördert. Nicht unwesentlich aber ist auch die Funktion der Gamma-Linolensäure als hochelastischer Baustoff zur Ausbildung neuer, entsprechend elastischer Hautzellen. Wir gingen in unseren Forschungsarbeiten aber noch einen Schritt weiter. Warum hilft Gamma-Linolensäure bei einzelnen Neurodermitis- und Psoriasis- Patienten so effizient? Und warum lässt die Wirksamkeit bei anderen Patienten auf sich warten? Unsere Nachforschungen ergaben, dass es nicht so sehr daran liegt, ob und wieviel Gamma-Linolensäure wir mit der Nahrung zuführen. Ein gesunder Körper kann nämlich die hochungesättigte Gamma-Linolensäure aus einer einfachen pflanzlichen Fettsäure, der Linolsäure, selbst herstellen. Ein gesunder Organismus? Ja, wenn jene zellulären Mitarbeiter, also jene Zellenzyme, die für die Umwandlung verantwortlich sind, dazu auch in der Lage sind. Es sind die eben erst beschriebenen Desaturasen, die Linolsäure in Gamma-Linolensäure umwandeln („desaturieren" bedeutet ungesättigt machen).

Unsere Forschungsarbeiten zielten somit nicht darauf ab, die Patienten mit großen Mengen an Gamma-Linolensäure zu versorgen. Es erschien uns sinnvoller, die Aktivität der Desaturasen durch gezielte Versorgung mit bedarfsadäquaten Werkzeug-Sortimenten zu optimieren. Begleitend dazu entwickelten wir einen Komplex biologisch abgestimmter Baustoffe. Damit konnten wir den nachwachsenden Hautzellen ausreichende Mengen an elastischem Baumaterial in hoher Qualität zur Verfügung stellen. Es sei erwähnt, dass die Gamma-Linolensäure in diesem Baustoff-Komplex nur einen, wenn auch wichtigen Faktor darstellte. Aus unseren Pflanzenforschungen mit keimenden Getreidesamen hatten wir nämlich erkannt, dass das biologische Baumaterial eine außerordentliche Vielfalt aufweist: Alpha-Linolsäure, Alpha-Linolensäure, Stearidonsäure, Eicosadiensäure, Palmitoleinsäure, Ölsäure und zahlreiche andere hochungesättigte Fettsäuren und Phospholipide. In jahrelangen Forschungsarbeiten gelang es uns, diese Bio-Baustoffe in ein natürliches Pulverkonzentrat umzuwandeln. Damit war gewährleistet, dass geschmacksempfindliche Kinder keine Aversionen gegen die regelmäßige Einnahme der öligen Bio-Baustoffe entwickeln.

Biologische Reinigungsstoffe für die Haut

Unsere Körperzellen, so auch die Hautzellen, produzieren permanent sauren Stoffwechselmüll. Der Müll-Ausstoß ist umso größer, je schlechter unsere Zellenzyme mit Werkzeug ver-

Die Entstehungsgeschichte des Neurodermitis-Wirkstoffkomplexes

sorgt sind. Neurodermitis- und Psoriasis-Leidende zeigen in dieser Hinsicht somit ein Mehrfach-Handicap. Einerseits ist ihre Zellaktivität vermindert, andererseits der zelluläre Säureausstoß vermehrt. Beide Handicaps haben die gleiche Ursache, nämlich den zellulären Vitamin- und Spurenelemente-Mangel. Es sind aber nicht nur die Zellsäuren, die das Immunsystem und die Ausleitungsorgane unseres Körpers belasten. Professor Dr. John G. Ionescu, Leiter der Hautklinik in Neukirchen, klärte mich anlässlich eines Ärzteseminars auf: „Wir stellen bei praktisch allen unserer Neurodermitis- und Psoriasis-Patienten mittelgradige bis schwere Quecksilberbelastungen fest. Auch bei den Säuglingen."

Querschnitt einer Zelle

Ich war sichtlich überrascht. „Auch wir stellen häufig Quecksilber-Belastungen, besonders bei MS- und Arthritis-Patienten fest. Bekanntlich sind Amalgam-Plomben die Hauptquelle für die Quecksilberdepots in den Gelenken und im Nervengewebe. Aber wie kommen Säuglinge zu Quecksilberbelastungen?" fragte ich verwundert. „Mütter geben ihren Neugeborenen nicht nur Calcium, Vitamine und Spurenelemente mit ins Leben" klärte mich Professor Ionescu auf, „Die Geburt ist für Mütter auch ein Akt der Reinigung und Entschlackung. Neugeborene enthalten in ihrem Gewebe oft bis zu 10fach höhere Konzentrationen an Schwermetallen wie Quecksilber im Vergleich zum mütterlichen Organismus. Die Ausleitung von Quecksilber und anderen Schwermetallen ist daher ein wesentlicher Bestandteil in der Therapie von Hauterkrankungen."

Die Reinigung des Organismus von Stoffwechselsäuren und anderen Schadstoffen hatte auch in unserem Forschungsansatz einen besonders hohen Stellenwert. Hier kamen wir in eine besonders heikle Phase unserer Forschungsarbeit. Einerseits verfolgten wir das Ziel, das Bindegewebe vom sauren Stoffwechselmüll zu befreien, andererseits mussten wir danach trachten, das Innere der Zellen mit biologischen Werkzeugen wieder aufzufüllen. Eine zu massive Entschlackung des Bindegewebes führte bei einigen Patienten (besonders bei schweren Fällen) zu

Erstverschlimmerungen in Folge von massiven Ausleitungs-Prozessen. Patienten, die nicht ausreichend über das Wirkprinzip der Nährstoff-Formel informiert worden waren, brachen die ernährungsmedizinische Therapie vorzeitig ab. Verständlicherweise interpretierten sie die Erstverschlimmerungssymptome als Unverträglichkeit oder als zusätzlich belastende Provokation ihres Leidens. Es erforderte viel Feingefühl, die Entschlackungs-Formel des Nährstoff-Cocktails so zu dosieren, dass die Reinigung des Bindegewebes einerseits effizient genug war, andererseits nicht allzu dramatische Erstverschlimmerungen hervorrief. In Einzelfällen jedoch lässt es sich auch heute nicht vermeiden, dass empfindliche Personen während der ersten zwei bis drei Wochen nach Kurbeginn die Tagesdosierung auf die Hälfte reduzieren müssen. Meist sind danach die Ausleitungs-Reaktionen soweit abgeklungen, dass die Dosierung des Nährstoff-Cocktails wieder angehoben werden kann.

Biologische Feuerlöscher für die Haut

In jeder unserer Körper- und Hautzellen werden Nährstoffe und Sauerstoff zu Energie und biologischem Material umgebaut (also ver„stoffwechselt"). Wie in einer Fabrik wird auf-, ab-, umgebaut, filtriert, zentrifugiert, vereinigt, getrennt und geschweißt. Insbesondere die Schweißvorgänge führen zur Bildung biologischer Zündfunken, sogenannter Radikale und Peroxide. Um nun zu verhindern, dass diese Zündfunken auch das biologische Gewebe angreifen, hat die Natur vorgesorgt. Biologische Feuerlöscher, sogenannte Antioxidantien, schützen das gesunde Gewebe davor, von den zellulären Zündfunken angesengt oder gar verbrannt zu werden.

Insbesondere bei Neurodermitis ist im Rahmen des akuten Schubes das antioxidative Schutzsystem des Körpers überfordert. Es kommt zu entzündlichen Prozessen, zu

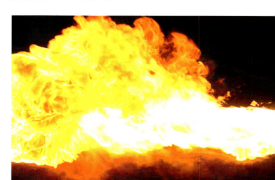

Die Entstehungsgeschichte des Neurodermitis-Wirkstoffkomplexes 119

starken Hautrötungen und unerträglichem Juckreiz. Ein wesentlicher Teil unserer Forschungsarbeiten war, biologische Antioxidantien so zu kombinieren, dass sie ihre optimale Wirkung entfalten können. Zu den biologischen Feuerlöschern zählen die Vitamine A, C und E, aber auch Riboflavin, Niacin und Spurenelemente wie Kupfer, Selen, Zink oder Mangan. Daneben gibt es noch zahllose Pflanzenvitalstoffe, die zwar keinen Vitamincharakter aufweisen, sehr wohl aber unsere Körper- und Hautzellen vor Oxidation schützen.

Der Dozent Dr. Bodo Kuklinski, einer der renommiertesten Ernährungs- und Umweltmediziner Europas, beschrieb die Rolle von Antioxidantien sehr treffend. „Ein Antioxidans alleine hat keine Schutzwirkung für unseren Körper. Im Gegenteil, einzelne Antioxidantien können sogar Oxidationsprozesse und Entzündungen provozieren. Antioxidantien sind Radikalfänger. Sie löschen biologische Zündfunken, indem sie gegen diese Zündfunken Elektronen werfen. Nach Abgabe ihrer Elektronen aber müssen sie wieder regeneriert werden, um nicht selbst zu schädigenden Radikalen zu werden. Daher müssen Antioxidantien immer als Cocktail verabreicht werden", erklärte Kuklinski. Auch auf diesem Gebiet konnten wir viel aus unseren Pflanzenversuchen lernen. So erkannten wir zum Beispiel, dass sich pflanzliche Vitamine von Labor-Vitaminen wesentlich unterscheiden. Natürliches Vitamin E zum Beispiel besteht aus zehn unterschiedlichen Biomolekühlen. Einige von ihnen werden als Tocotrienole bezeichnet. Diese haben zwar geringe Vitamin E-Wirkung, aber ein enormes antioxidatives Schutzpotential. Wir extrahierten diese natürlichen Vitamine aus keimender Gerste und hatten damit eine hochwirksame, biologische Schutzformel gefunden.

In jahrelangen Forschungsarbeiten gelang es uns schließlich, einen fein abgestimmten Cocktail aus biologisch aktiven Antioxidantien zu entwickeln. Die Schutzformel sorgt dafür, zelluläre Radikale und Peroxide zu neutralisieren und entzündliche Prozesse dadurch abzufedern.

Die Konzeption des Equiderm-Cocktails

Nach all den mühevollen Jahren glaubten wir, den ernährungsmedizinischen Schlüssel zur Therapie von Neurodermitis und
Psoriasis gefunden zu haben. All die Berichte, medizinische
Veröffentlichungen, Gespräche mit Fachleuten und eigene
Erfahrungen schienen sich zu einem lückenlosen Mosaikbild
zusammengefügt zu haben: Wir hatten mit dem hochwertigen
Stutenmilch-Konzentrat eine wertvolle Basis zur Stabilisierung
des vegetativen Nervensystems gefunden. Die Auseinandersetzung mit der Funktion des Enzymes Delta 6-Desaturase zeigte
uns Wege, dieses Enzym durch gezielte Mikronährstoff-Zufuhr
nachhaltig zu stimulieren. Hunderte von chemischen Analysen
keimender Getreidesamen gaben uns einen Einblick in die
Zusammensetzung pflanzlicher „Hautzellen". Die Erkenntnis,
dass unser Bindegewebe auch als biologische Mülldeponie fun-
giert, war ein wesentlicher Bestandteil unseres ernährungsmedizinischen Therapieansatzes. Die Extraktion biologischer Feuerlöscher aus keimenden Getreidezellen schloss die letzte Lücke
der Nährstoff-Formel.

Seit meiner ersten Begegnung mit dem Stutenmilch-Experten
Dr. Skreiner waren etwa 10 Jahre vergangen. Dr. Mahmoud
Monemian, ein Experte auf dem Gebiet der Rezepturenentwik-
klungen, wurde beauftragt, gemeinsam mit seinem Team eine
ernährungsmedizinische Nährstoff-Formel zu entwickeln. Die
Anforderungen waren denkbar anspruchsvoll. Auf Basis tempe-
raturschonend getrockneter Stutenmilch sollte ein bedarfsadä-
quat dosierter Cocktail aus Vitaminen, biologischen Baustoffen,
ausleitenden Reinigungsnährstoffen und Antioxidantien zu
einem Cocktail verarbeitet werden. Die Anforderung, derart
unterschiedliche biologische Wirkstoffe zu einer (noch dazu
wohlschmeckenden) Nährstoff-Formel zu vereinigen, kann
einen Galeniker an den Rand einer Depression treiben. Meine
Tochter Julia, mittlerweile 25 Jahre alt, war während all dieser
Forschungsjahre mein persönliches „Studienobjekt". Die Einnahme der endgültig optimierten Nährstoff-Formel Equiderm
führte bei Julia nicht nur zu einer Ausheilung der Neurodermitis, sondern brachte auch ihre Frühjahrsallergie zum Verschwinden. Die therapeutischen Erfolge bei Julia und Dutzenden ande-

ren Einzelfällen war für uns das Startzeichen, die erste klinische Anwendungsbeobachtung durchzuführen.

Häufig werde ich gefragt, was denn nun das wesentliche Wirkprinzip der Equiderm-Formel sei. Ich muss gestehen, ich weiß es nicht. Besser gesagt, ich weiß, dass es nicht ein Wirkprinzip ist, sondern die Komplexität der Nährstoffformel: Enzymaktivierende biologische Werkzeuge (für die Desaturase und andere Enzyme), ein lückenloser Cocktail an biologischen Zellbaustoffen (zur Ausbildung elastischer, neuer Hautzellen), reinigende Nährstoffe zur Ausleitung von Zellsäuren und Schwermetallen sowie ein Cocktail hochwirksamer Zellschutzstoffe (um Entzündungen abzufedern). Dieser biologische Vitalstoff-Komplex, kombiniert mit dem jahrhundertealten Naturheilmittel Stutenmilch, ergibt die Nährstoff-Formel Equiderm.

Die klinische Anwendungsbeobachtung

Im Jahr 2002 führte der Allgemeinmediziner Dr. med. Raimund Schiefer am Institut für Nährstofftherapie Lungau eine klinische Anwendungsbeobachtung an 9 Neurodermitis- und 12 Psoriasis-PatientInnen durch. Die therapeutischen Erfolge waren verblüffend:

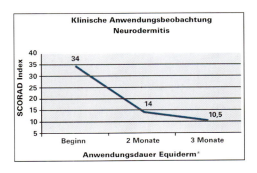

Alle 9 Neurodermitis-PatientInnen – die jüngste Patientin war 3, die älteste 42 Jahre alt – zeigten eine deutliche Verbesserung ihrer Beschwerden bereits nach zweimonatiger Einnahme des Equiderm-Cocktails. Eine Verlängerung der Einnahmedauer auf drei Monate brachte bei vier der PatientInnen eine zusätzliche Linderung der Beschwerden. Der SCORAD- Index als Maß für den Schweregrad verbesserte sich im arithmetischen Mittel von 34 (Ausgangsbefunde) auf 14 (nach zweimonatiger Einnahme) beziehungsweise auf 10,3 (nach dreimonatiger Einnahme von Equiderm).

Ebenso deutlich fielen die positiven Ergebnisse bei den 12 Psoriasis-PatientInnen aus. Der sogenannte PASI-Index als zahlenmäßiger Schweregrad der Schuppenflechte reduzierte sich von 11,4 (Ausgangsbefunde) auf 4,3 (nach zweimonatiger Einnah-

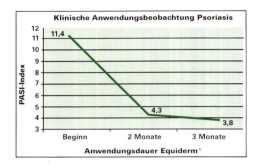

me) beziehungsweise auf 3,8 (nach dreimonatiger Einnahme von Equiderm). Dr. Schiefer wies uns allerdings darauf hin, dass die konsequente Einnahme von Equiderm ein unverzichtbares Kriterium für den therapeutischen Erfolg sei. Ebenso wichtig erschien uns ein zweiter Hinweis von Dr. Schiefer: „Gerade bei der Neurodermitis kommt es anfangs während der Therapie häufig zu Erstverschlimmerungen. Das Beuge-Ekzem und der Jukkreiz scheinen bei einigen Patienten während der ersten Wochen unter Equiderm förmlich aufzuflammen. Ich musste die Patienten wiederholt darauf hinweisen, dass diese Erstverschlimmerungen reaktive Prozesse des Körpers sind. Ich empfahl, für zwei Wochen die Dosierung von Equiderm auf die halbe Tagesdosis zu reduzieren und nach Abklingen der Symptome wieder zu erhöhen."

Nach diesem ersten Pilotversuch waren wir sicher, ein äußerst effizientes und nachhaltiges Therapiekonzept zur Behandlung von Neurodermitis und Psoriasis gefunden zu haben. Nachdem wir diese ernährungsmedizinische Therapieformel zum Patent angemeldet hatten, gingen wir in die zweite Phase der Untersuchung. Im Rahmen einer Medienaktion suchten wir nach weiteren Neurodermitis- und Psoriasis-Betroffenen. Diesmal wollten wir die Effizienz des Nährstoff-Cocktails ohne permanente ärztliche Betreuung objektivieren. Wenn das Ergebnis der Untersuchung auch weniger spektakulär war als jenes des Pilotversuches, so waren die Erfolge immer noch durchschlagend:

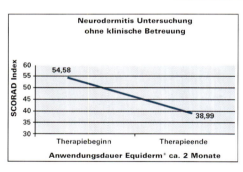

53,3 % der 31 Neurodermitis-PatientInnen gaben eine Linderung ihrer Beschwerden an. Der SCORAD-Index, ein Wert, der die Schwere der Neurodermitis beschreibt, verbesserte sich bei den StudienteilnehmerInnen von 54,58 bei Therapiebeginn auf 38,99 nach Therapieende. Diese Verbesserung des Schweregrades um 29 % ist ein deutliches Signal für die Sinnhaftigkeit, Hauterkrankungen wie die Neurodermitis ernährungsmedizinisch zu therapieren.

Noch deutlicher fielen die Ergebnisse bei den Psoriasis-PatientInnen aus. 57,7 % der 27 Psoriasis-Betroffenen verzeichneten eine Verbesserung ihrer Beschwerden Die Auswertung des PASI-Indices, der den Schweregrad der Psoriasis beschreibt, ergab eine durchschnittliche Verbesserung der Beschwerden aller Patienten um 42 % (der durchschnittliche PASI-Index betrug bei Therapiebeginn 11,8, nach Therapieende 6,85). Nun waren wir endgültig sicher, eine weltweit einzigartige Nährstoff-Formel zur Behandlung von Neurodermitis und Psoriasis gefunden zu haben. Das ernährungsmedizinische Therapiekonzept Equiderm wurde am 25.04.2002 zum Österreichischen Patent angemeldet und am 25.06.2003 erteilt. Am 23.04.2003 wurde die internationale Patentanmeldung durchgeführt.

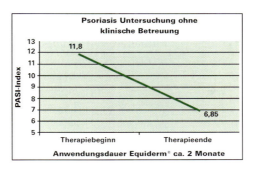

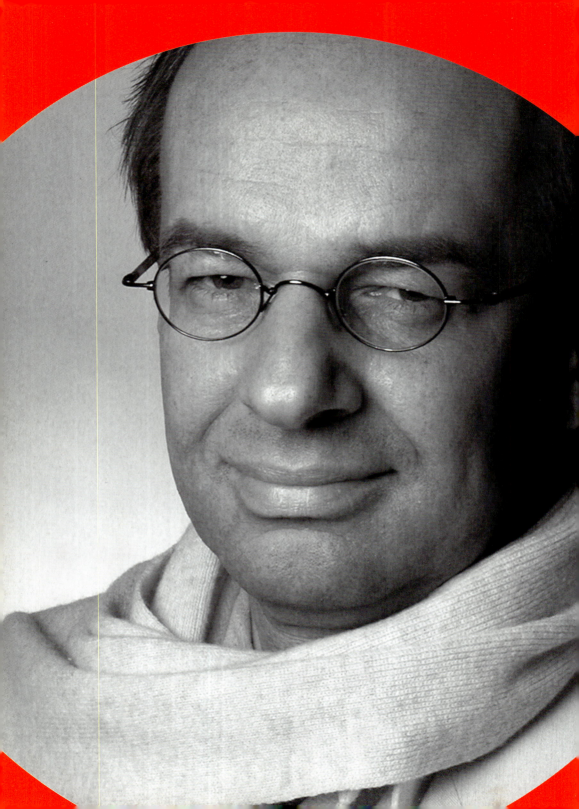

Buch 3

WALTER OHLER
GESUND TROTZ NEURODERMITIS

PETRA BRACHT TRIFFT WALTER OHLER

Ohne mich wiederholen zu wollen: Das was ich zur Person Norbert Fuchs gesagt habe, gilt ähnlich für Walter Ohler. Deshalb schreibe ich dieses Buch mit gerade diesen beiden Menschen. Auch er ist mir begegnet.

Wichtig ist: Mensch sein

Ich durfte ihn als einen Medizinjournalisten und -redakteur kennenlernen, dem die Menschen genauso am Herzen liegen wie mir. So objektiv er schreibt, setzt er sich trotzdem mit den Menschen, mit ihren Lebensgeschichten auseinander. Er versucht zu helfen, versucht neue Wege zu finden, die gangbar sind, die schlimmes Leiden vielleicht verhindern können. Deswegen war er gleich interessiert, was sich hinter diesem neuen Wirkstoffkomplex verbirgt. Er weiß, wie ich arbeite. Er weiß, hat gesehen und erlebt, dass ich Menschen mit Neurodermitis und Psoriasis helfen kann, sich selbst zu heilen. Aus diesem Grund recherchierte er nur zwei Patientengeschichten, die mit meinem ganzheitlichen Konzept und dem Nährstoffkomplex therapiert wurden. Der Rest sind Patienten anderer Therapeuten, die streng schulmedizinisch, streng naturheilkundlich mit Einzeltherapien oder kombiniert behandelt wurden. Ihn interessierte daran besonders die Wirkung des neuen Nährstoffkomplexes. Lesen sie selbst und schauen sie einige auf Bild festgehaltene Beispiele an.

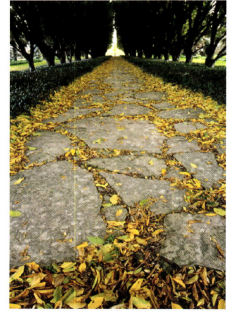

Doch Papier ist geduldig, egal ob beschrieben oder bebildert. Weder das eine noch das andere kann nachvollziehen wie Neurodermitiker oder Psoriatiker sich fühlen. Der einzige Weg, sich selbst zu überzeugen ist selbst zu tun, selbst als Betroffener zu probieren. Erst dann kann man sich ein Urteil erlauben.

SO GESCHEHEN:
NEURODERMITIS-ERFOLGSGESCHICHTEN

Lesen Sie Geschichten von Menschen, die an Neurodermitis in leichterer oder schwererer Form litten und Ihre Krankheit in den Griff bekamen. Einige dieser Krankengeschichten kommen Ihnen vielleicht bekannt vor, da Sie Ähnliches am eigenen Körper erleben oder erlebt haben.

Neurodermitis machte Mutter von fünf Kindern lebensuntauglich

Über 20 Jahre war Birgit B. Dauergast in Kliniken und Arztpraxen. Die Mutter von fünf Kindern ist ein Extrembeispiel einer Allergikerin. Ihre Ärzte schüttelten nur ungläubig den Kopf. Es gab fast nichts, auf das sie nicht allergisch reagierte.

Angefangen von Nahrungsmitteln wie Weizen, Mehl, Tomaten, Wurst, über Hausstaub, Kunstfasern, Hunde, Pferde bis hin zu Putzmitteln, Seifen, Latex und Lösungsmitteln. An die 100 Stoffe wurden festgestellt, auf die Birgit B. allergisch reagierte. „Wenn ich Karotten schälte, spannte sich sofort meine Haut an den Händen. Ihre gesamte Haut war ständig gespannt, sie juckte unaufhörlich. Tagelang konnte Birgit. B. ihr Haus nicht verlassen. Ihre Lebensenergie war auf ein Minimum gesunken. Birgit B. wurde eine „Pflegefall", eine enorme Belastung für die Familie. Unzählige Therapieversuche blieben erfolglos. „Ich war bereit, auf alles, was sich anbot, einzugehen. Doch

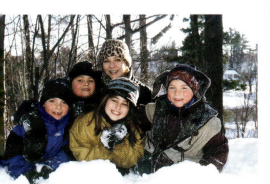

Cortisonbehandlungen, homöopathische Mittel, Akupunktur, Bioresonanztherapie oder Eigenbluttherapie konnten der verzweifelten Mutter nicht helfen. Im September 2002 wurde Birgit Bs. Zustand sehr bedenklich. „Meine Arme und Beine begannen immer öfter unkontrolliert zu zucken. Ich war fix und fertig und meine Ärzte ratlos." Das einzige, was Birgit B. machen konnte, war, die Stoffe weitgehend zu meiden, gegen die sie allergisch reagierte. Das Haus wurde entrümpelt, Teppiche entfernt, Spezialmatratzen und Möbel aus Naturholz gekauft. Dazu stellte sie ihre Ernährung auf Dinkelkost um, trank literweise Wasser und fertigte ihre eigene Pflegecreme aus Olivenöl und Zinnkraut an. „Doch auch diese Maßnahmen konnten mein Leid nur bedingt mildern."

In dieser aussichtslosen Situation nahm Birgits Ehemann Kontakt mit der FLIEGE-Redaktion auf: „Bitte helfen Sie meiner Frau – wir wissen nicht mehr weiter." Ein letzter Versuch, das Blatt doch noch zu wenden. Ein Versuch, der sich letztlich lohnte, denn über FLIEGE lernte Birgit B. ihre „Retterin in der Not" kennen: Dr. Petra Bracht. Sie konnte die schwere Neurodermitis von Birgit B. in den Griff bekommen. „Wir machten einen umfangreichen Nahrungsmittelverträglichkeitstest, eine Stuhluntersuchung, überprüften ihren Mikronährstoffstatus und führten einen Test auf Glutenunverträglichkeit durch. Die Ergebnisse waren Unverträglichkeiten von Kuhmilchprodukten, eine massive Glutenunverträglichkeit, ein multipler Mikronährstoffmangel und darüber hinaus eine qualitative Störung des Gleichgewichts der Darmflora." Daraufhin wurde Birgit B.s Darm saniert und eine Entsäuerungstherapie durchgeführt. Sie wurde darauf hingewiesen, künftig alle glutenhaltigen Nahrungsmittel zu meiden. Und schließlich bekam sie ein neues Nährstoff-Konzentrat – Equiderm, das die Gesamt-Therapie sinnvoll unterstützen sollte. Mit Erfolg, denn die Haut besserte sich schon nach wenigen Wochen. „Ich konnte es kaum glauben, dass diese Therapie erfolgreich verlief. Wer so vieles ausprobiert hatte wie ich, dem fällt es schwer, an einen Erfolg zu glauben.

Mittlerweile ist meine Haut in einem bemerkenswert guten Zustand. Auf Grund der Schwere meiner Neurodermitis ist sie noch nicht völlig überwunden, allerdings mache ich täglich

So geschehen: Neurodermitis-Erfolgsgeschichten

Fortschritte. Ich weiß nicht, was letztlich den Ausschlag gab, vermutlich haben sämtliche Bausteine der *BioTUNING*-Therapie zum Erfolg beigetragen. Birgit B. ist heute ein anderer Mensch, ihren Alltag kann sie wieder in vollen Zügen genießen. „Bei mir hat sich viel verändert, ich starte jetzt richtig durch. Ich habe wieder die Kraft, aufkommende Probleme selber lösen zu können."

Teenager wollte nicht mehr zur Schule

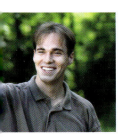

Fragt man die Mutter von Nikolas S., was die Ursache für den Ausbruch seiner Neurodermitis sein könnte, bekommt man als Antwort: Pubertät, Zigaretten, Alkohol und Schlafentzug. Der heute 18-jährige sieht das aber ganz anders. „Die ersten Anzeichen einer Neurodermitis gab es schon viel früher."

Für Nikolas S. begann alles vor fünf Jahren. „Meine Augenlieder hatten sich entzündet und waren völlig gerötet." Der damals 13-jährige ließ von einem Hautarzt einen Allergietest machen. Die Diagnose lautete Hausstaub-Allergie. „Meine Matratze wurde ausgewechselt und mein Zimmer entstaubt." Mit Hilfe einer Cortisonsalbe konnte die Entzündung seiner Augenlieder schon nach wenigen Tagen aufgelöst werden.

Das zweite auffällige Hautproblem bekam Nikolas S. ein Jahr später, kurz vor dem Beginn seiner wilden Teenagerzeit. In seinen Armbeugen traten deutlich sichtbare Hautausschläge auf. Der Hautarzt attestierte ihm daraufhin eine Neurodermitis. Nachdem sich in den folgenden drei Jahren Nikolas Ss. Hautleiden nicht verbesserte, empfahl ihm seine Mutter, einen Homöopathen aufzusuchen. „Der Heilpraktiker gab mir drei Kügelchen und warnte mich davor, dass sich mein Zustand zunächst verschlimmern könnte."
Die Vorhersage trat tatsächlich ein. Der Hautausschlag dehnte sich auf Nikolas S.s Kniekehlen und Füße aus. „Laut Heilpraktiker war das ein gutes Zeichen, doch die betroffenen Stellen fingen sehr stark zu jucken an." In den darauf folgenden Tagen erhielt der damals 14-jährige homöopathische Tropfen, die sei-

nen Gesundheitszustand nicht verbesserten. Die Neurodermitis breitete sich auch auf den Hals aus. „Es hörte nicht mehr auf zu jucken, und meine Haut war völlig blutig gekratzt."
In Absprache mit seiner Mutter brach Nikolas S. die Behandlung nach sechs Monaten wieder ab und suchte einen Dermatologen auf. „Meine Haut hatte sich durch das ständige Kratzen so stark entzündet, dass er mir keine Salben auftragen konnte." Stattdessen wurden Nikolas S. mehrere Kaliumpermanganat-Bäder verschrieben. „Die Badewanne war der einzige Ort, an dem meine Haut nicht juckte."

Die Symptome seiner Neurodermitis wurden im Frühsommer 2003 so schlimm, dass Nikolas S. sich nicht mehr in die Schule traute. „Mit meinen aufgekratzten Stellen am Hals fühlte ich mich wie ein Aussätziger." Selbst das Gehen fiel ihm schwer, da sich die befallene Haut in den Kniekehlen noch stärker entzündet hatte.

Der Hautarzt empfahl schließlich Nikolas S. im Herbst des gleichen Jahres, eine Hautklinik in Villingen-Schwenningen aufzusuchen. Dort erhielt er zunächst wieder die ihm bekannten Kaliumpermanganat-Bäder, und später auch Mandelölbäder. „Eine zusätzliche Lichttherapie erinnerte mich an den Aufenthalt in einem Sonnenstudio." Mit Cortisonsalben wurden schließlich auch die entzündeten Hautpartien zunächst erfolgreich behandelt.

Nachdem im Winter 2003 sowohl seine Armbeugen und Kniekehlen als auch die Füße wieder von Ausschlägen betroffen waren, nahm der 18-jährige zunächst wieder eine Cortisonsalbe. „Meine Mutter lehnte das aber eigentlich ab und versprach mir, nach einem alternativen Mittel Ausschau zu halten."
Ihr Suche hatte Erfolg: In einer Zeitschrift las sie von einem neuen Neurodermitismittel, ein Nährstoff-Konzentrat völlig frei von Cortison und ohne jede Nebenwirkung. Im Frühjahr 2004 testete Nikolas S. dann dieses Mittel. „Drei Mal täglich nahm ich diesen „Cocktail" ein, der mir auch noch schmeckte. So sollte Medizin immer sein." Und der Erfolg trat auch ein: Nach einigen Wochen war der Juckreiz verschwunden und die Flecken deutlich weniger geworden. Er hatte das Gefühl, endlich ein Mittel

gegen seine Neurodermitis gefunden zu haben – dazu mit der Hoffnung, keine unangenehmen Nebenwirkungen zu haben."

Neurodermitis von Geburt an – ein langer Leidensweg

Christopher A. wird im November 2004 acht Jahre alt. Er litt seit seiner Geburt an Neurodermitis. Fragt man ihn, wie er seine Hautkrankheit unter Kontrolle bekommen hat, zeigt er auf seine Mutter. Vor zwei Jahren stieß sie auf ein neues Neurodermitismittel, das Christopher von seinen Qualen endlich befreien konnte.

Wenige Tage nach der Geburt bekam Christopher einen roten Ausschlag auf beiden Wangen und hinter den Ohren. Seine Mutter zögerte zunächst, mit ihm einen Arzt aufzusuchen. „Da es ihm ansonsten gut ging, wollte ich ihn erstmal beobachten." Als die Situation sich nicht verbesserte, bat sie ihren Hausarzt um Rat. „Ich war schockiert darüber, dass er Christophers Wangen sofort mit Cortison behandelte." Der Erfolg der Therapie hielt nur wenige Tage an, und die Behandlung musste wiederholt werden. „Der Arzt meinte, dass Cortison das einzige Mittel wäre, mit dem man bei Neurodermitis bisher die größten Erfolge erzielen konnte." Christophers Mutter wollte sich aber mit dieser Aussage nicht abfinden. Als nach der zweiten Behandlung die Neurodermitis wieder auftrat, suchte Sie nach einem neuen Arzt.

Sie fand einen über 80-jährigen Doktor, der ihren Sohn mit alternativen Heilmitteln behandelte. „Der hat Christophers Wangen mit einer braunen Flüssigkeit eingepinselt, die nach Äther roch." Erst nach drei Tagen durfte Christophers Mutter sein Gesicht wieder waschen. Die Behandlung wurde noch zweimal wiederholt. „Nach zwei Wochen war der Ausschlag tatsächlich verschwunden." Als Christopher vier Jahre alt war, kehrte die Neurodermitis doch zurück. Und der ehemalige „Wunderdoktor" praktizierte nicht mehr.

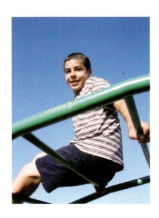

Christophers Mutter war völlig verzweifelt. Die Hautkrankheit trat bei ihrem Sohn diesmal in den Achselhöhlen, Kniekehlen und an den Armen auf. „Der Junge musste sich die ganze Zeit kratzen und konnte kaum mehr schlafen." Sie versuchte mit Hilfe von Teebaumöl, die entzündeten Hautpartien zu behandeln. Die Linderung durch das Öl hielt aber nur für kurze Zeit an. Nach mehreren erfolglosen Behandlungen mit diversen Hautsalben und Vitaminpräparaten bestellte sie Anfang 2002 für ihren Sohn ein neues Mittel gegen Neurodermitis: Equiderm. „Ich hatte gehört, dass das Mittel bei Neurodermitis-Fällen schon erfolgreich eingesetzt wurde." Christophers Haut wurde durch die Behandlung mit Equiderm nach wenigen Wochen fast von allen entzündlichen Stellen befreit. Der Jukkreiz verschwand sogar schon nach wenigen Tagen. Christophers Mutter war überglücklich. Sie hatte ein Mittel gefunden, das den Einsatz von Cortison überflüssig gemacht hatte. Die Haut ihres Sohnes ist zwar an den betroffenen Stellen noch immer etwas rauh, doch diese vergleichsweise harmlosen Symptome behandelt sie mit einer Creme aus dem Reformhaus.

SO GESCHEHEN: PSORIASIS-ERFOLGSGESCHICHTEN

Wie im Kapitel über Neurodermitis lesen Sie nun Leidenswege von Psoriasis - Patienten, deren Symptome dauerhaft deutlich nachließen oder völlig verschwanden. Nehmen Sie diese Geschichten als Beispiele dafür, wie auch Sie Ihre Krankheit beeinflussen können.

Das Ende eines Versteckspielens oder die Zusammenhänge von Körper, Seele und Krankheit

Werner O. hatte seit seiner Kindheit Schuppenflechte. Mittlerweile, im Alter von 45 Jahren, hat er sein Hautleiden überwinden können. Aber der Weg dorthin war steinig, führte den sensiblen Mann in Lebenssituationen, die ihn an den Rand einer tiefen Depression brachten. In den letzten Jahren suchte er den Rat von einem Psychotherapeuten und machte eine Familienaufstellung. „Dadurch wurde deutlich, dass die Psoriasis Ausdruck meiner problematischen Beziehung zu meiner Mutter war. Ich hatte zu keinem Zeitpunkt das Gefühl, die Liebe meiner Mutter zu bekommen. Unsere Beziehung war nüchtern, ich litt unter ihrer Gefühlskälte und baute mir deshalb einen Schutzpanzer um die Seele auf." Mit zunehmendem Alter zeigte sich der doppelte Sinn dieses Panzers. Er sehnte sich nach Anerkennung und Liebe, fand sie aber nicht. Seine Haut reagierte immer stärker, er wurde immer unbeweglicher, was zu einer Schuppenbildung auch am ganzen Körper führte. Vor allem in den Nächten kratzte er sich blutig. Die Reaktion seiner Umwelt war entsprechend: er fühlte sich abgelehnt, seine Ängste machten ihn kommunikationsunfähig. So erging es ihm jahrelang. Gleichzeitig blieben die Therapien weitgehend erfolglos, schulmedizinische und naturheilkundliche Versuche brachten nur hin wieder eine kurze Linderung. „Ich begann die Schuppenflechte als ständige Begleiterin in meinem Leben zu tolerieren. Wenn ich es wieder ein Mal nicht aushalten konnte, die Haut extrem reagierte, zog ich mich einfach zurück. Erst nachdem die verordneten Medikamente ein wenig Linderung brachten, zeigte ich mich wieder in der Öffentlichkeit, so als ob nichts passiert sei. Meine Eltern, meine Freunde, meine Kollegen bekamen von meinen tatsächlichen Problemen zu gut wie nichts mit. Die Strategie des Versteckspielens machte mich zumindest alltagstauglich."

Doch nicht immer war seine Strategie erfolgreich. Vor gut fünf Jahren zeigte sich seine Hautkrankheit von seiner übelsten Seite. Seine Schuppenflechte äußerte sich am Kopf und an den Gelenken, der Juckreiz wurde unerträglich. Werner. O. war der Verzweiflung nahe. „Irgendwie brachte mich dieser schlimme Zustand zu einer Trotzreaktion. Plötzlich war mir klar, dass die Strategie des Versteckspielens keine wirkliche Lösung bringen konnte. Ich beschloss, mich endlich mit meiner Krankheit schonungslos auseinandersetzen zu wollen." Werner. O. studierte Fachbücher, suchte nach Ratschlägen im Internet und kontaktierte Leidensgenossen. So fand er u.a den Weg zu einem Psychotherapeuten und Familienaufsteller. „Er brachte mich dazu, die vielschichtige Ursachen-Komplexität meines Hautleidens zu erken-

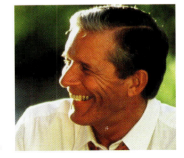

nen. Einer der Hauptursache war sicherlich die problematische Mutter-Kind-Beziehung, die ich schrittweise in Ordnung zu bringen versuchte. Dies war für mich nicht gerade einfach, konnte aber letztlich erfolgreich abgeschlossen werden. Ich fühlte mich zunehmend befreiter, atmete richtig auf und hatte den Eindruck, dass meine Haut erleichtert war, obwohl äußerlich kaum Besserungen sichtbar waren. Doch mein Optimismus, auch dieses Problem lösen zu können, war ungebrochen." Werner. O. suchte sich einen neuen Arzt, einen Ganzheitsmediziner, zu dem er endlich Vertrauen fand. „Er hörte sich meine Geschichte an und bestätigte mir, dass ich richtig gehandelt habe. Dies mache die Sache für ihn wesentlich einfacher." Werner. O. unterzog sich einem Nahrungsmittelunverträglichkeitstest und ließ seinen Mikronährstoffstatus überprüfen. „Dass ich Kuhmilchprodukte nicht vertrug, das wusste ich schon vorher. Doch wie wichtig ein ausgeglichener Mikronährstoffstatus ist, das war für mich völlig neu. Es folgten eine gründliche Darmsanierung und eine Ernährungsumstellung – keine Kuhmilchprodukte. Und letztlich bekam ich ein neues Nährstoffkonzentrat das, so habe ich erfahren, alle wichtigen Mikronährstoffe kombiniert, die bei Patienten mit einer Neurodermitis oder Psoriasis nur in unzureichenden Mengen vorhanden sind." Für Werner. O. war dieses Nährstoffkonzentrat der letzte wichtige Baustein in seiner Gesamttherapie. „Schon nach zwei Monaten Kuranwendung waren kaum noch Anzeichen meiner Krankheit da. Und heute bin ich beschwerdefrei. Meine Haut dankt es mir, Reizungen kommen so gut wie gar nicht mehr vor."

Psoriasis vulgaris - Ganzheitlich geheilt

„Ich war Mitte 30 und fühlte mich wie 50." Rainer M., Gymnasiallehrer, litt von Kindheit an einer typischen Schuppenflechte, er so genannten Psoriasis vulgaris. „Diese Schuppenflechte trat vor allem an den Streckseiten der Ellbogen, an den Knien, an der gesamten Kopfhaut und an den Finger- und Fußnägeln auf. Meine Haut war streckenweise vergrößert, sie schuppte weißlich und war unter den Schuppen rötlich entzündet. Meine Kopfhaut war größerflächig mit weißlichen Schuppen besetzt. Auch die Finger- und Fußnägel waren übersät mit Furchungen und gelblichen Flecken. Ich fühlte mich wie ein Mensch von einem anderen Stern. Wenn ein richtiger Schub einsetzte, verkroch in mich, wollte niemanden sehen und hören. In diesen Situationen geriet ich in eine tiefe Krise. Dazu wurde mir ständig übel, und ich litt an einer chronischen Diarrhö. Die Verzweiflung wurde immer größer, da die vielen Therapieversuche kaum Hoffnung machten, jemals beschwerdefrei zu werden." Rainer M. versuchte es äußerlich mit Cortisonsalben, probierte harnstoffhaltige und teerhaltige Salben, die zwar zwischenzeitlich Abhilfe schufen, jedoch nach Absetzen oft wieder zu starken Rückfällen führten. Auch eine UV-Bestrahlung blieb letztlich ohne Erfolg. „Ich suchte auch mein Glück in der klassischen Homöopathie, doch die verordneten Kügelchen brachten so gut wie nichts. Auch die Akupunktur verursachte nur Kosten, geholfen hatte sie nicht." Rainer M. hatte fast das gesamte Repertoire der Schulmedizin und Naturheilverfahren durch, als er einen letzten Versuch unternahm, seine hartnäckige Psoriasis überwinden zu können. Ein letzter Versuch, der aber endlich die Lösung bringen sollte.

Rainer M. begann bei Dr. Petra Bracht mit einer neuen gründlichen Therapie, die zunächst eine Darmsanierung notwendig machte. „Ich unterzog mich einer Colon-Hydro-Therapie. Diese führte dazu, dass sich alle Schlacken aus dem Darm lösten und abflossen. Ich ließ mir auch erklären, dass sich dadurch der Säure-Basen-Haushalt des Darms ins Basische verschiebt. Dadurch gingen auch alle Pilzkulturen im Darm zugrunde und

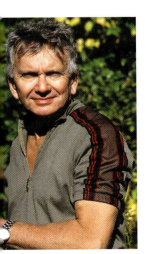

würden mit den Entzündungsbakterien ausgeschieden." In Folge wurde der Darm kontinuierlich aufgebaut, in der Hauptsache durch eine konsequente vegane Kostumstellung. Rainer M. wurde ebenfalls darauf hingewiesen, wie wichtig begleitende Bewegungstherapien sind. „Ich befolgte alle Anordnungen minutiös, ich wollte ja unbedingt gesund werden. Es dauerte eine Zeit lang, bis ich eine spürbare Besserung erlebte. Zum ersten Mal hatte ich den Eindruck, dass ich auf einem guten Weg war. Allerdings zeigte die Psoriasis noch deutliche Spuren auf der Kopfhaut. Die großflä-

chigen Schuppen waren nur geringfügig zurückgegangen."
Auch dieses Problem konnte Rainer M. schließlich lösen. Er
bekam von seiner Ärztin ein neues Mikronährstoff-Konzentrat,
das auch die Kopfhaut schuppenfrei machte. „Drei Mal täglich
nahm ich diesen Nährstoff-Cocktail über einen Zeitraum von
drei Monaten. Schon nach wenigen Tagen reagierte meine Kopfhaut. Die Hautschuppen wurden von Tag zu Tag reduziert, die
Rötungen nahmen ab, und die Haut wurde entschieden
geschmeidiger. Nach der Kur war so gut wie nichts mehr sichtbar. Endlich, sagte ich mir, endlich war ich beschwerdefrei. Ich
fühle mich hervorragend."

Psoriasis geheilt – Schulmediziner vertraute einer unkonventionellen Therapie

Gerhard W., ein erfahrener Tierarzt, bezeichnet sich als einen
sehr ungeduldigen Menschen. Der 63-jährige kann alleine
schon den Gedanken nicht ertragen, dass er durch einen Infekt
für mehrere Tage an sein Bett gefesselt und somit auch arbeits-
unfähig wird. „Es gibt für alle Wehwehchen eine passende chemische Keule." Vor einem Jahr bekam der Tiermediziner aber
eine Hautkrankheit, deren Symptome sich nicht so schnell ein-
dämmen ließen, sondern sich ausweiteten.

Während des Urlaubs auf Sardinien im August 2003 stellte er an
seinen Beinen Flecken fest. „Ich dachte zunächst an eine allergische Reaktion auf die Sonne und wollte zunächst den Ausschlag beobachten." Nachdem seine Haut zu jucken begann,
behandelte er die betroffenen Stellen mit einer handels-
üblichen Creme. Dies führte aber zu keiner Besserung.

Kurz nach der Rückkehr aus seinem Urlaubsdomizil wandte sich
der Mediziner aus Nordrhein-Westfalen an einen befreundeten
Hautarzt. Das Ergebnis der Untersuchung war eindeutig; Gerhard W. litt unter einer Psoriasis und war völlig überrascht. „Es
ärgerte mich, dass ich so etwas mit 63 Jahren bekam." Seiner
Natur gemäß drängte er den Hautarzt auf eine schnelle Lösung
seines Gesundheitsproblems. „Ich bekam aber zunächst nur UV-
Bestrahlungen, bei denen ich meine Haut verbrannte." Die

Hautsalbe, die er zusätzlich anwenden musste, sorgte nur für eine leichte Verminderung des Juckreizes. Gerhard W.s Zustand verschlechterte sich. Die Schuppenflechte befiel sowohl die Arme als auch den Rücken. Trotz seiner kritischen Einstellung gegenüber alternativer Therapieverfahren konnte ihn ein Freund zum Besuch eines Heilpraktikers überreden.

„Ich erhielt dort zunächst homöopathische Kügelchen, Tees und Heilerde, die ich täglich zu mir nehmen musste." Eine leichte Besserung des Hautleidens stellte sich nur langsam ein. Für Gerhard W. dauerte das alles viel zu lange. „Das war regelrechtes Zeitlupentempo und kostete mich zu viel Geld." Der ungeduldige Tierarzt wandte sich schließlich wieder der Schulmedizin zu. Er behandelte die angegriffenen Hautpartien mit Cortisonsalbe und nahm zusätzlich hoch dosiertes Cortison in Tablettenform ein. Die Therapie zeigte kurzfristige Wirkung. Die Symptome der Schuppenflechte verflüchtigten sich, kehrten aber nach Abbruch der Behandlung wieder zurück.

Durch Zufall stieß Gerhard W. auf einen Artikel über ein neues Psoriasismittel, ein Mikronährstoff-Konzentrat. Der Beitrag hatte ihn neugierig gemacht, und er wollte das Mittel unbedingt testen. „Ich wollte meine Psoriasis endlich loswerden."

Im Unterschied zur bisherigen Behandlung seiner Schuppenflechte verschwanden nach Einnahme von Equiderm, von Mai bis Juni 2004 die Flecken auf seinem Rücken und den Armen für immer.

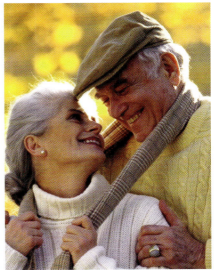

Die Unterschenkel des Veterinärs sind noch immer von Flecken befallen. „Wahrscheinlich müsste ich das Mittel noch einmal nehmen, aber mein Hautausschlag an den Beinen belastet mich nicht." Ein weiterer Grund für den momentanen Verzicht könnte auch sein, dass er nicht genügend Disziplin für die tägliche Einnahme besitzt. „Ich muss für längere Zeit eine Pause einlegen, denn der Geschmack des Mittels ist sehr gewöhnungsbedürftig." Gerhard W. ist sich gewiss, dass das Nährstoff-Konzentrat einen bleibenden Therapieerfolg bei ihm hinterlassen hat. „Mit Cortison allein hätte ich meine Schuppenflechte wohl nicht erfolgreich bekämpfen können."

BILDER DES GESCHEHENS

Zum Abschluss sehen Sie beispielhaft Bilder die dokumentieren wie innerhalb einiger Wochen die Krankheitssymptome bei hautkanken Menschen abgeklungen sind. Diese Verbesserungen kamen in den gezeigten Fällen schon allein durch die Gabe der speziellen Mikronährstoffe zustande, die auf die bei Neurodermitis und Psoriasis herrschenden Mangelzustände abgestimmt sind.

vorher	nachher
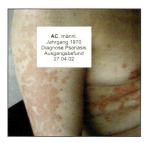	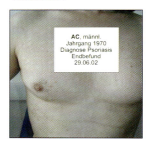
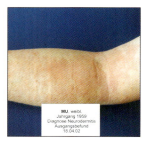	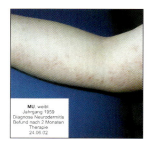
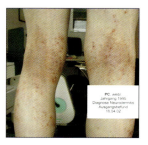	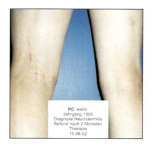

Bilder des Geschehens

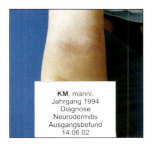
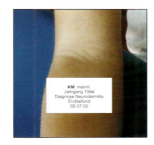
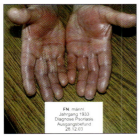
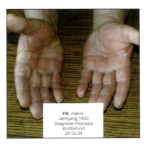
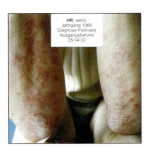
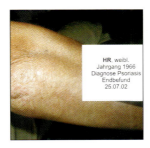
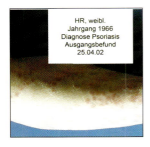
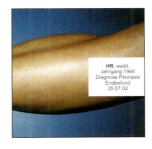

DIESE ANSPRECHPARTNER UND BÜCHER HELFEN IHNEN WEITER:

BioTUNING Service ... leichter leben

- Vorträge
- Seminare
- Anfragen
- Ernährungsberatung
- *BioTUNING*-Ernährungstest
- Schmerztherapeuten
- WT-ChiKung Übungsgruppen
- WT-ChiKung Privatunterricht

BioTUNING Service-Center
Louisenstraße 100
61348 Bad Homburg v.d.H.
Telefon: 06172 - 1395918
Fax: 06172 - 1395927
E-Mail: Infoservice@bio-tuning.com
Internet: www.bio-tuning.com

Interessante Links

- **www.drbracht.de**
- **www.innoventia.de**
- **www.glutathion.de**
- **www.ewto.de (WT-ChiKung)**

casa vita GmbH ... Ihre Nährstoffspezialisten

- Vitamine
- Mineralstoffe
- Eiweiß
- Sportlernahrung uvm.

Hohe Straße 23
97645 Ostheim v. d. Rhön
Telefon: 09777 - 350380
Fax: 09777 - 350381
E-Mail: info@casavita.com
Internet: www.casavita.com

Weiterführende Literatur

- Norbert Fuchs: Mit Nährstoffen heilen, Köln 1999
- Klaus Leitzmann, Andreas Hahn: Vegetarische Ernährung, Stuttgart 1996
- Wolfgang Maes: Streß durch Strom und Strahlung, Miesbach 2000
- Das Glutathionsystem: Ordnungs- und informations-erhaltende Grundregulation lebender Systeme; G. Ohlenschläger, Heidelberg: Verlag für Medizin Dr. Ewald Fischer, 1991

Buchtipp „BioTUNING – Leichter Leben"

BEREITS ERSCHIENEN:

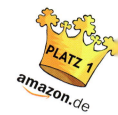

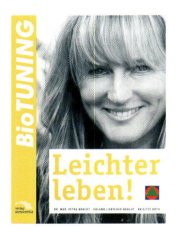

ISBN 3-9807877-0-2
204 Seiten
Preis 23,70 EUR

Ein leichteres Leben ist kein Zufall!

Mit *BioTUNING* die Lebensqualität erhöhen: Dr. med Petra Bracht beschreibt in diesem Buch leicht verständlich und nachvollziehbar, wie man sich mit natürlichen Mitteln in jeder Lebenslage und in jedem Alter in Form bringen kann. In 20jähriger ärztlicher Tätigkeit hat sie sich mit großem Erfolg darauf spezialisiert, moderne Medizin mit überliefertem naturheilkundlichen Wissen und neuesten wissenschaftlichen Erkenntnissen zu verknüpfen.
In diesem Buch stellt Sie erstmals ihre bewährten Vorgehensweisen und umfangreichen Erfahrungen vor.

BioTUNING - das Konzept, leichter zu leben.

Diese umfassende und systematische Anleitung ermöglicht Ihnen, das für Sie ideale Programm zu finden.
In diesem Buch werden Sie zahlreiche neue Zusammenhänge entdecken und erleichtert feststellen: "Ich muß mich doch nicht damit abfinden ..."
Sie lernen zum Beispiel eine für die westliche Welt völlig neue, verblüffende Erklärung für die heute weitverbreiteten Schmerzen kennen - und die Lösung dazu.
Petra Bracht zeigt Schritt für Schritt, warum *BioTUNING* für jeden funktionieren kann. Es gibt keinen Lebensbereich, der nicht von den positiven Auswirkungen profitiert.

Erschienen im: Innoventia Verlag

Postfach 1208
97642 Ostheim
Telefon 09777 350376
Telefax 09777 350381
www.innoventia.de
mail@innoventia.de

DIE AUTOREN VON BIOTUNING
ESSEN SIE IHRE HAUT GESUND

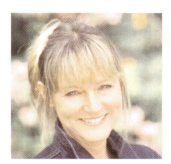

Dr. med Petra Bracht, geboren 1956, Ärztin für Allgemeinmedizin und Naturheilverfahren, niedergelassen in Bad Homborg v. d. H., 8 Jahre Lehrauftrag zum Thema Ernährung und Gesundheit an der Johann-Wolfgang-Goethe-Universität in Frankfurt am Main; seit 2004 Gastprofessorin für natürliche Gesundheit, Ernährungsmedizin an der Staatsuniversität Plovdiv/Bulgarien, Publikationen und Vorträge zu den Themenschwerpunkten Vorbeugung, Ernährung, Darmgesundheit, Nährstoffmedizin; seit über 20 Jahren spezialisiert auf die Kombination von Naturheilkunde, moderner Medizin und fachübergreifenden neuesten wissenschaftlichen Erkenntnissen, zusammengefasst im *BioTUNING*-Konzept; Gesundheitsexpertin in vielen TV-Formaten, Rundfunk und Presse.

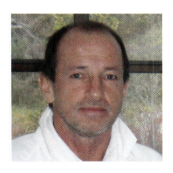

Norbert Fuchs, geboren 1955 in Östereich, Studium der Pharmazie in Graz, spezialisierte sich nach zehnjähriger Tätigkeit in der Pharmaindustrie und Apothekenpraxis auf die Erforschung der Funktion natürlicher Nährstoffe für die Gesundheit; Autor der Bücher: „Mit Nährstoffen heilen"; "Mineralstoffe, Salze des Lebens"; Forschungsleiter der Nutropia-Ernährungsmedizinische Forschung GmbH und wissenschaftlicher Beirat der Nährstoffakademie Salzburg.

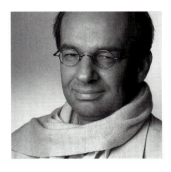

Walter Ohler, geboren 1956, Medizin-Journalist, TV-Redakteur und Buchautor, u. a. dieser Titel: „Sanfte Medizin" bei Fliege - Alles ist möglich, Heiler bei Fliege - Wenn nichts mehr helfen will; seit mehr als zehn Jahren in Diensten von Fliege (ARD), zuständig für die Serie „Sanfte Medizin".

Wichtiger Hinweis

Das vorliegende Buch wurde sorgfältig und nach bestem Wissen erarbeitet und geprüft. Der Inhalt stellt die Meinung und Erfahrung der Autoren dar. Gesundheit oder Krankheit ist jedoch immer ein individueller Zustand. Daher kann die allgemeine Vorgehensweise des Buches, insbesondere bei schon vorliegenden Krankheiten, eine kompetente medizinische Beratung beim Arzt nicht ersetzen. Die Autoren und der Verlag übernehmen daher ausdrücklich keine Haftung für etwaige Nachteile oder Schäden, die aus dem Gebrauch oder Mißbrauch der in diesem Buch gegebenen Informationen resultieren.

Umwelthinweis

Dieses Buch wurde auf chlorfrei gebleichtem Papier gedruckt.